Und wenn ich nicht mehr leben möchte?

Hermann Gröhe
und Nikolaus Schneider
im Gespräch mit
Evelyn Finger

Und wenn ich nicht mehr leben möchte?

Sterbehilfe in Deutschland

Mit einem Interview mit Anne Schneider und
einem Beitrag von Frank Ulrich Montgomery

adeo

Inhalt

Und wenn ich nicht mehr leben möchte ... was dann?   7

Hermann Gröhe und Nikolaus Schneider
im Gespräch mit Evelyn Finger   11

Interview mit Anne Schneider 165

Wir brauchen keine Sterbehelfer –
schon gar keine organisierten
Prof. Dr. Frank Ulrich Montgomery 177

Begriffserklärungen 185

Viten 189

Und wenn ich nicht mehr leben möchte... was dann?

Über das eigene Lebensende nachzudenken, liegt vielen fern. Es geht uns ja momentan gut, warum soll man sich dann mit derartigen Fragen beschäftigen? Ohnehin kann man nicht vorausse hen, wie viel Zeit einem selbst noch bleibt.

Immer wieder erleben wir in unserem Umfeld, dass Menschen eine schlimme Diagnose bekommen: „Krebs", „Alzheimer", „MS", um nur einige zu nennen. Begriffe, die uns erschaudern lassen. Vielleicht hat der eine oder andere auch schon am Bett eines Sterbenden gestanden und miterlebt, wenn die letzten Tage und Stunden anbrachen.

Wie wäre es, wenn ich selbst der- oder diejenige wäre, der plötzlich mit massiven Gesundheitsbeeinträchtigungen leben müsste? Wenn ich wüsste, dass ich mich in absehbarer Zukunft nicht mehr bewegen kann. Dass die Erkrankung, die man mir diagnostiziert hat, mit heftigen Schmerzen verbunden ist. Oder dass ich alles, was mir gesagt wird, oder was sich ereignet, gleich wieder vergessen habe. Wenn man mir prophezeit, dass ich irgendwann sogar meine Lebenspartnerin oder meinen langjährigen Ehemann nicht mehr erkenne. Dass wir beide jedenfalls die lange erwartete Rente nicht mehr zusammen genießen können. Das wäre schrecklich.

Würde ich mich in einer solchen Situation danach sehnen, mein Leben zu beenden, einfach Schluss zu machen? Wie könnte das gehen? Müsste ich mir dabei vielleicht sogar helfen lassen? Und wenn ja, von wem? Oder ist dies keine Option?

Was würden meine Angehörigen, meine Freunde zu solchen Überlegungen sagen? Würden sie mich verstehen? Würden sie mir helfen?

Und was wäre, wenn mich mein Partner, meine Freundin, mein Sohn oder meine Tochter darum bittet, ihm oder ihr beim Sterben zu helfen? Kann es ein Ausdruck von Zuneigung und Liebe sein, wenn ich einem Menschen, der danach verlangt, einen Becher mit einem Giftcocktail ans Bett stelle? Darf man jemandem einen derartigen letzten Wunsch abschlagen? Oder muss man es sogar?

Denn die Frage ist: Haben wir Menschen überhaupt das Recht dazu, uns zum Herren über Leben und Tod zu machen? Was sagt der Gesetzgeber dazu – und welche Perspektiven bietet in dieser Frage der christliche Glaube? Wie sieht es die Kirche?

Nikolaus Schneider, der viele Jahre innerhalb der Evangelischen Kirche in Deutschland eine Führungsrolle innehatte, stand selbst schon mehrmals vor solchen existenziellen Fragen. Viele sterbende Menschen hat er als Seelsorger begleitet, ihnen zugehört oder die Hand gehalten.

Seine Frau Anne und er blieben von Leid nicht verschont: Schon früh verloren die beiden ihre Tochter Meike. Sie starb im Alter von 22 Jahren an Leukämie.

Dann erkrankte vor einem Jahr Anne Schneider an Krebs in einer besonders aggressiven Form. Und es wurde beiden sehr schnell klar: es kann sein, dass wir nicht mehr viel Zeit zusammen haben.

Der Rücktritt von Nikolaus Schneider von allen kirchlichen Ämtern hat viele überrascht. Mehr noch, dass er durch ein Interview in der Zeitung DIE ZEIT die Diskussion über Sterbehilfe mit seiner Frau öffentlich machte. Anne Schneider machte damals eindeutig klar: Wenn ich unter unheilbaren und unerträglichen Schmerzen leiden muss, werde ich Sterbehilfe in Anspruch nehmen. Eine Position, die für Nikolaus Schneider nicht mit seinem christlichen Glauben vereinbar ist. Für Anne Schneider schon. Dennoch hat er ihr in dieser Situation versprochen, am Ende bei ihr zu bleiben, wenn sie sich beim Sterben helfen lassen will – um der Liebe willen.

Hermann Gröhe hat als Bundestagsabgeordneter, als Bundesgesundheitsminister und als Christ ebenfalls eine profilierte Meinung zum Thema. Für ihn ist klar, dass der Gesetzgeber tätig werden muss. Dass man das Feld nicht gewerbsmäßig organisierten Sterbehilfevereinen oder Ärzten überlassen kann, die Selbsttötungshilfe geschäftsmäßig anbieten.

In diesem Buch stellen sich Hermann Gröhe und Nikolaus Schneider den Fragen von Evelyn Finger (DIE ZEIT), die – unter bestimmten Voraussetzungen – zu den Befürwortern von Sterbehilfe gehört.

Am Ende kommt auch Anne Schneider im Gespräch zu Wort. Und der Vertreter der Deutschen Ärzteschaft, Prof. Dr. Frank Ulrich Montgomery macht klar, wie er die Sachlage sieht. Dass Ärzte für das Leben eintreten – und wo die Grenzen zu sehen sind, wenn es gilt, Menschen beim Sterben zu begleiten.

Ein Buch, das einlädt, sich zu den existenziellen Fragen des Lebens und Sterbens eine eigene Meinung zu bilden.

Hermann Gröhe und Nikolaus Schneider im Gespräch mit Evelyn Finger

Herr Schneider, Sie sind entschiedener Gegner des assistierten Suizids. Welches Argument für die Sterbehilfe finden Sie dennoch überzeugend?

Nikolaus Schneider: Als Gemeindepfarrer habe ich viele Menschen beim Sterben begleitet. Dabei hat mich am meisten bewegt, wenn Sterbende so heftige Schmerzen litten, dass sie einfach nicht mehr leben wollten. Das waren Gott sei Dank Ausnahmen, aber in solchen Fällen hatte ich volles Verständnis dafür, wenn einer sagte: Ich bestehe nur noch aus Schmerz; diesen Zustand kann ich nicht länger ertragen; ich will, dass er beendet wird.

Hat die Not der Sterbenden Sie dazu gebracht, dass Sie nicht nur den Sterbewunsch akzeptieren konnten, sondern auch die Bitte um Sterbehilfe?

Nikolaus Schneider: Wenn ich solches Leid erlebt habe, war ich auch als Pfarrer mit meinen Argumenten am Ende. Als Christ kämpfe ich bis zum Schluss für das Leben und darum, dass auch das Sterben als gutes Leben erlebt werden kann. Und auch in schwierigsten Lebenslagen habe ich immer darum gerungen, dass sterbewillige Menschen ihren Lebenswillen, ihre Freude am Leben wiedergewinnen. Aber in einigen harten Ausnahmefällen bin ich dann doch stumm geblieben, wenn die Bitte um Sterbehilfe ausgesprochen wurde.

Aus Mitleid?

Nikolaus Schneider: Und aus Barmherzigkeit. Aber auch, weil ich mit meinen Argumenten am Ende war. Was soll ich noch sagen, wenn jemand das Leben buchstäblich nicht mehr erträgt? Einen Menschen in einer solchen Situation nicht ernst zu nehmen, wäre für mich unchristlich.

Ihre krebskranke Frau hat sich gewünscht, dass Sie ihr notfalls beistehen, wenn sie Sterbehilfe braucht. Da sie selbst Theologin ist, argumentiert sie auch theologisch. Überzeugt Sie das?

Nikolaus Schneider: Meine Frau und ich sind uns in dieser Frage nicht einig, wir streiten darüber seit Langem. Sie hat vor allem ein Argument, mit dem ich mich wirklich rumschlage und das zu widerlegen mir bisher nicht gelungen ist. Sie sagt: „Das Leben ist für mich nicht nur Leben auf dieser Erde. Ich glaube an die Auferstehung, und das relativiert meine Zeit im Diesseits. Gott hat mir das Leben geschenkt, aber ich darf das Geschenk des Lebens auch an Gott zurückgeben, denn ich gehe fest davon aus, dass das nicht das Ende ist."

Dem stimme ich im Grundsatz zu. Und doch kann ich den Suizid nicht befürworten. Denn ich meine: Menschen sollen das Geschenk des Lebens nicht eigenmächtig an Gott zurückgeben.

Herr Gröhe, sind Sie auch schon einmal in Zweifel geraten, ob Sterbehilfe nicht doch akzeptabel ist?

Hermann Gröhe: Wer wollte Schwerstkranken und Sterbenden nicht helfen! Meint Sterbehilfe Begleitung im Sterben – medizinisch, pflegerisch, seelsorglich – so bin ich unbedingt dafür, hier unsere Anstrengungen deutlich zu verstärken. Meint man aber Hilfe zum Sterben – Tötung auf Verlangen oder Hilfe zur Selbsttötung – lehne ich dies ab. Aber natürlich kenne auch ich Fälle schwersten Leids, die mich ganz leise werden lassen. Stets muss es um bestmögliche Hilfe gehen. Normen allein reichen nicht aus!

Und dennoch sind Sie als Abgeordneter auch für das Setzen von Normen zuständig. Was sagen Sie denjenigen Bürgern, die über ihr Ende selbst bestimmen wollen?

Hermann Gröhe: In unserer freiheitlichen Rechtsordnung ist das Selbstbestimmungsrecht des Einzelnen ein ganz starker Punkt. Deshalb kann ein Patient einer Therapie seine Zustimmung verweigern oder ihren Abbruch verlangen, verbindliche Vorgaben in einer Patientenverfügung machen oder eine Vertrauensperson mit einer Vorsorgevollmacht zu entsprechenden Entscheidungen ermächtigen. Auch ist die Selbsttötung straffrei – und damit auch der Versuch oder eine Beihilfehandlung.

Etwas ganz anderes aber ist das Verlangen, von einem anderen getötet zu werden.

Das heißt, Sie lehnen Tötung auf Verlangen ab?

Hermann Gröhe: Tötung auf Verlangen ist bei uns strafbar. § 216 Strafgesetzbuch regelt das, seit ein einheitliches Strafrecht in Deutschland gilt, also seit 1872.

Und es gibt keine parlamentarische Initiative, die dies ändern will. Ein ganz starker Konsens ist das! Wohin Aufweichungen in dieser Frage führen, sieht man in den Niederlanden und Belgien. Dort ist die aktive Tötung eines Menschen nicht mehr nur aufgrund des ausdrücklichen Willens eines erwachsenen Menschen möglich, sondern auch aufgrund eines von anderen angenommenen, sogenannten mutmaßlichen Willens oder aufgrund der Entscheidung von Minderjährigen.

Und aus den Niederlanden wird berichtet, dass es sogar zur aktiven Tötung schwerstbehinderter Neugeborener kommt.

Da unterstellen gesunde, leistungsstarke Menschen: Wenn dieses behinderte Kind einen Willen formulieren könnte, müsste es der sein, getötet zu werden, um sich – und seinen Angehörigen?! – das absehbare Leid durch seine Behinderung zu ersparen. Ich will Leiden, Schmerzen und Belastungen nicht verharmlosen, aber wenn wir das zum Gradmesser darüber machen, ob das Leben eines anderen noch lebenswert ist – da kommen wir auf eine sehr abschüssige, gefährliche Bahn.

Aber Selbstbestimmung ist ein hoher Wert in unserer Demokratie.

Hermann Gröhe: Das habe ich ja selbst betont. Dies gilt für unsere Rechtsordnung, aber auch für mich ganz persönlich. Aber zum einen zeigt die Entwicklung in den Niederlanden und Belgien, wie aus dem Ruf nach mehr Selbstbestimmung das Recht zur Entscheidung durch andere werden kann.

Zum anderen bleibt im Hinblick auf die Selbsttötung die Frage, ob aus dem Selbstbestimmungsrecht ein Anspruch auf Umsetzungshilfe durch die Gesellschaft folgt oder ob die Gesellschaft nicht stets die Auswirkungen auf andere mitbedenken muss.

Nicht zufällig führen wir diese Debatte gerade in Ländern, deren Rechtsordnung immer stärker vom Einzelnen her interpretiert wird. Insofern erleben wir einen Streit, der typisch ist für unsere westliche Zivilisation.

Was ist dieses Typische?

Hermann Gröhe: Das Denken vom Einzelnen her und von seiner persönlichen Freiheit. Und das finde ich richtig. Diese Wertschätzung des Einzelnen kommt ja, wenn ich das als Christ anmerken darf, ganz wesentlich vom Christentum her: Jeder ist für Gott wichtig, nicht erst das Kollektiv – ob Volk oder Kirche. Dieser Gedanke findet sich im Grundgesetz wieder: Jeder Mensch hat eine unabsprechbare Würde, unabhängig von seinem Geschlecht, seiner Gruppenzugehörigkeit, seiner Leistungsfähigkeit – wir werden sicher darauf noch zurückkommen. Dieses Denken vom Einzelnen her hat zu einer weltanschaulichen

Vielfalt geführt. Das heißt im Hinblick auf die Medizin und ihre immer weiter fortschreitenden Möglichkeiten: Wir streiten im „Westen" verstärkt über Gesetze, die die Selbstbestimmung gerade in der letzten Lebensphase sichern sollen. In anderen Kulturkreisen hat der Gedanke der Autonomie des Einzelnen nicht dieses Gewicht.

Herr Schneider, Sie haben sich gegen ein Amt und für einen Menschen entschieden – für Ihre Frau Anne. Und Sie haben diese Entscheidung öffentlich damit begründet, dass sie vom Ratsvorsitz der Evangelischen Kirche vorzeitig zurücktreten wollen, um Ihre krebskranke Frau zu begleiten. Das war im Sommer 2014. Wie ist es Ihnen seither ergangen?

Nikolaus Schneider: Ich war letzten Sommer als pensionierter Pfarrer und Präses „nur" noch ehrenamtlich als Ratsvorsitzender der EKD tätig. Mein vorzeitiger Rücktritt von diesem Amt hat uns also keine finanziellen Probleme bereitet. Allerdings haben sich mein Lebensstil und mein Lebensalltag seither ziemlich verändert. Und ich kann sagen: Auch wenn ich es gelegentlich bedaure, öffentlich nicht mehr so viel „mitzumischen", genieße ich die gewonnene Zeit für mich selbst, für meine Kinder und Enkel, aber vor allem für eine erfüllte Zweisamkeit mit meiner Frau. Der Zeitpunkt des Rücktritts war genau richtig gewählt: Es gab danach einige schwierige Phasen bei der Chemotherapie. Es war einfach gut, dass ich in dieser Zeit ganz für meine Frau da sein konnte und es keine Konkurrenz dienstlicher Termine gab. Und heute ganz wichtig: Bei meiner Frau ist zurzeit kein Krebs mehr nachweisbar. Chemotherapie, Operation, Bestrahlungen und auch die Gebete vieler Menschen haben uns die Aussicht auf noch einige gute gemeinsame Jahre geschenkt. Damals, im Sommer 2014, haben wir sehr viel Respekt und Zustimmung erfahren – auch für unsere unterschiedlichen Positionen zur Sterbehilfe. Wir hatten auch in den Jahren vor der Krebserkrankung meiner Frau nie verschwiegen, dass wir in dieser Sache nicht ganz einig sind.

Aber Sie haben Ihrer Frau versprochen, ihr im Notfall Sterbehilfe zu ermöglichen, das heißt, sie in die Schweiz zu begleiten – trotz Ihres eigenen theologischen Vorbehalts. Das hat eine Debatte in ganz Deutschland ausgelöst. Ihnen wurde vorgeworfen, von der offiziellen Position der EKD abzuweichen.

Nikolaus Schneider: Zunächst mal: Meine Frau und ich beurteilen einige Aspekte der Sterbehilfe theologisch und politisch unterschiedlich. Und diese theologischen und politischen Unterschiede haben wir in der Debatte durchgehalten – auch um deutlich zu machen, dass es nicht nur eine einzige mögliche christliche Position zu dem Thema gibt. Und dafür waren uns viele Kirchenmitglieder dankbar, das haben wir gespiegelt bekommen. Es gab aber auch die Kritik, mein öffentliches Versprechen, Anne zu begleiten, sei nicht hilfreich gewesen, weil ich die Position der EKD verwässert hätte. Das war höflich formuliert. Auf gut Deutsch hieß es: Was ich zur Sterbehilfe für Anne gesagt habe, stellt die gebotene christliche Positionierung infrage und verwirrt gläubige Menschen. Wir hätten also beide besser geschwiegen.

Und, hätten Sie?

Nikolaus Schneider: Natürlich nicht. Unser christlicher Glaube gibt uns keine ewig gültigen, eindeutigen und fraglosen Rezepte für Lebenskrisen und existenzielle Probleme. Den Wunsch danach kennen wir auch aus unserem persönlichen Leben. Dieser Wunsch ist bei einem solchen Thema ja auch nicht verwunderlich. Wenn es um Tod und Sterben geht, ist jeder Mensch früher oder später betroffen.

Viele befassen sich ungern mit den Themen „Tod und Sterben", weil sie die nicht eindeutig und klar zu beantwortenden Fragen vermeiden wollen: Wie stelle ich mir mein eigenes Sterben vor? Wie wird das sein, wenn es mit mir zu Ende geht? Wie bereite ich mich darauf vor? Wie will ich sterben?

Trotzdem bleibt irdische Vergänglichkeit unser unausweichliches Schicksal. Jeder muss sterben. Und viele erleben im Laufe ihres Lebens das Sterben anderer: Bekannte, Arbeitskollegen, gute Freunde, entfernte Verwandte und Menschen, die einem sehr nahestehen – etwa die eigenen Eltern. Das Thema hat also großes emotionales Potenzial. Für eine Reihe von Menschen schwingt bei der Begegnung mit dem Tod Unverarbeitetes, Traumatisches mit. Anne und ich lösen also einiges aus und treffen auch auf Blockaden, wenn wir unser Sterben öffentlich thematisieren. Deshalb hat es mich auch nicht gewundert, dass es eine Diskussion gab. Die Heftigkeit, mit der sie geführt wurde, hat mich aber schon ein bisschen gewundert.

Und im Nachhinein, wie war das für Sie? Belastend oder entlastend?

Nikolaus Schneider: Ich finde es gut, dass wir uns mit diesem existenziellen Thema öffentlich und auch emotional auseinandersetzen. Wohltuend war an der öffentlichen Debatte, dass sie sehr ernsthaft geführt wurde: Sie war von gesprächsverhindernden Polemiken oder gar gesprächsvernichtenden Spitzen weitgehend frei.

Eine engagierte Debatte mit Gesprächspartnern, die den anderen ernst nehmen, mit Menschen, die auch ethisch oder theologisch begründet argumentieren – das finde ich wichtig, sinnvoll und gut. Über solchen Streit freue ich mich: wenn wir den Andersdenkenden nicht niedermachen, nicht polemisieren, sondern stattdessen bereit sind, genau hinzuhören. Und dabei auch Neues zu lernen.

Bitte sagen Sie doch noch etwas zu einigen konkreten Vorwürfen: In Internetforen gab es zum Beispiel die wiederkehrende Kritik, die private Abweichung von Ihrer prinzipiellen Überzeugung als Theologe sei typisch kirchliche Heuchelei. Also: Die moraltheologische Linie bleibt unangefochten, aber für sich selber, privat, hätte man es doch gerne anders.

Nikolaus Schneider: Das ist ein unsinniger Vorwurf, weil ich als Ratsvorsitzender der Evangelischen Kirche in Deutschland immer eine eigenverantwortlich handelnde Persönlichkeit bleibe. Und weil Anne und ich, sosehr wir beide auch über die Jahre unserer Ehe zusammengewachsen sind, in unseren ethischen und theologischen Positionen eigenständig bleiben. Es gehört nicht zu den Aufgaben eines Ratsvorsitzenden, seine Familienangehörigen auf seine eigenen theologischen Positionen festzulegen bzw. zu verpflichten. Heuchelei wäre es, wenn ich trotz meiner ablehnenden Haltung gegenüber Suizid und Suizidbeihilfe um das Gift oder um die Spritze für mein eigenes Sterben bäte. Insofern ist dieser Vorwurf, dass ich im Sinne meines Amtes anders denken und handeln müsste, völlig daneben.

Haben Sie Ihre Position angesichts der Diagnose Ihrer Frau wirklich gar nicht geändert?

Nikolaus Schneider: Ich habe schon immer gesagt: Es gibt einen Unterschied zwischen dem, was ich als Theologe für mein eigenes Leben als richtig erachte und dem, was ich bereit bin als Seelsorger oder Begleiter für andere zu tun. Das ist eine Lebenshaltung, die aus meiner Sicht in der Seelsorge geboten ist.

Generell gilt: Im Zusammenleben mit anderen Menschen sind wir über so vieles verwundert oder irritiert. Manche Überzeugungen Dritter lehnen wir strikt ab – aber deshalb würden wir doch den Menschen nicht ablehnen. Das ist Toleranz: den anderen in seinem Anderssein zu respektieren ohne eigene Überzeugungen zu verleugnen. Das kann anstrengend sein. Und wenn dann eine berechtigte Anfrage, eine ernsthafte Infragestellung meiner Prinzipien auf mich zukommt, muss ich mir über meine Wertentscheidungen neu klar werden. Ich muss meine Begründungen auch um der Gemeinschaft mit anderen willen immer wieder selbstkritisch hinterfragen: Halten sie stand?

Offensichtlich haben Ihre Gründe gegen die sogenannte „Hilfe zur Selbsttötung" nicht standgehalten, als die Bitte Ihrer Frau um Begleitung kam.

Nikolaus Schneider: Doch, das haben sie im Blick auf meine eigene Person und auf meinen Widerspruch gegen den Rechtsanspruch eines Menschen auf „Hilfe zur Selbsttötung". Aber Ethik ist eben keine Mathematik. Da gibt es keine endgültige Formel, die Wahrheit garantiert. Nach dem Motto: Ich betrachte die Fakten und Zahlen und bekomme das absolut richtige Ergebnis. So funktioniert es bei existenziellen Fragen nicht. Man kann Grundsätze verteidigen, aber die Anwendung muss immer neu verantwortet werden – individuell, gesellschaftlich und historisch. Vor allem muss sie vor Gott verantwortet werden und vor den Menschen, die ich liebe und die mein Leben bereichern. Gelebte Ethik hat also mit Beziehung zu tun und muss immer wieder austariert werden. Dazu fordert uns die Dynamik des Lebens heraus – und darüber sollten wir froh sein. Das macht unsere Lebendigkeit aus.

Ich möchte noch einmal den Vorwurf der Heuchelei beleuchten. Es steckt ja darin eine gar nicht so unbillige Forderung, die da lautet: Wenn Sie als Ratsvorsitzender der Evangelischen Kirche im Privaten zu der Einsicht kommen, dass man zur Sterbehilfe tatsächlich auch anders stehen kann, und wenn Sie dieser anderen Position sogar soweit recht geben, dass Sie sie praktisch unterstützen – müssten Sie dann nicht die EKD-Position ändern wollen?

Nikolaus Schneider: Na gut. Lassen wir den Vorwurf stehen. Aber ganz grundsätzlich gilt doch: Ich bin mir bei jeder moralischen Position bewusst, dass sie nicht in Stein gemeißelt sein kann, sondern in den Lebenskonflikten immer fortzuschreiben ist. Und ich habe absoluten Respekt vor anderen theologischen Erkenntnissen, wenn ich nachvollziehen kann, dass sie biblisch und theologisch begründet und nicht etwa willkürlich sind – dass sie ein hohes Maß an ethischer Reflexion durchlaufen haben. Wenn ich diesen Respekt nicht habe, verhalte ich mich wie ein Inquisitor, der sich im Besitz der Wahrheit wähnt und für den es deshalb nur wahr und falsch gibt – ohne die Freiheit zur Selbstinfragestellung. Das wäre fundamentalistisch. Gott sei Dank versteht sich die EKD nicht wie ein fundamentalistischer Inquisitor. Und auch innerhalb der EKD leben wir bei vielen Fragen mit unterschiedlichen theologischen Positionen – wie auch beim assistierten Suizid – respektvoll und geschwisterlich zusammen. Im Übrigen gilt: Ich kann mit anderen Menschen nur dann in Frieden zusammenleben, wenn ich nicht erwarte, dass sie ganz genau so denken und fühlen wie ich. Das zu akzeptieren ist die Voraussetzung für Frieden und das Funktionieren einer Gesellschaft. Wer keinen Dissens ertragen kann, wird niemals friedensfähig sein.

Gilt das auch für eine Ehe? Oder muss man sich da einigen?

Nikolaus Schneider: Das gilt auch für die Ehe. In der Ehe kommt aber noch etwas Entscheidendes hinzu, das wichtiger ist als Toleranz: nämlich die Liebe. Und Liebe bedeutet eine Verbundenheit zu leben, die tiefer und entscheidender ist als die Logik aller Argumente.

Dabei sind Sie beide doch dafür bekannt, dass Sie als Paar gerne diskutieren, als Theologen auch gerne öffentlich streiten.

Nikolaus Schneider: Meine Streitlust ist dabei nicht ganz so ausgeprägt wie die meiner Frau. Ich glaube aber, dass unser öffentliches Streiten andere Menschen dazu anregt, ihre eigenen Antworten auf Lebens- und Glaubensfragen zu suchen und zu finden. Ich ringe natürlich darum, meine Frau zu überzeugen – wie sie es umgekehrt auch tut. Aber unsere Liebe schafft ein Miteinander, das uns über die Grenzen von Meinungsverschiedenheiten hinweg trägt. Wir orientieren uns an Paulus, der im ersten Korintherbrief formuliert: „Und wenn ich alle Erkenntnis hätte und alle Weisheit und allen Glauben, sodass ich Berge versetze, aber hätte der Liebe nicht, so wäre das alles nichts" (vgl. 1. Kor. 13,2).

Herr Gröhe, warum ist das Thema „Sterbehilfe" gerade jetzt so sehr in der Öffentlichkeit präsent? Hat die alternde Gesellschaft Angst vor einem langen Siechtum?

Hermann Gröhe: Angst vor dem Sterben gab es stets. Doch die Folgen des medizinischen Fortschritts und eine lange Zeit der einseitigen Ausrichtung medizinischen Handelns allein an der Lebensverlängerung haben die Angst hinzutreten lassen, gegen den eigenen Willen lebens- und leidensverlängernden Maßnahmen ausgesetzt zu sein.

Da sind wir doch heute längst weiter! Die Medizin zielt heute nicht mehr in dieser Weise auf Lebensverlängerung um jeden Preis; vielmehr geht es um den Erhalt von möglichst viel Lebensqualität auch am Lebensende. Und mit den Möglichkeiten der Palliativversorgung ist eine sehr weitgehende Freiheit von unerträglichen Schmerzen möglich.

Schließlich trägt nicht zuletzt die Hospizbewegung mit Tausenden, die sich ehrenamtlich engagieren, dazu bei, dass wir Menschen die Angst vor der Einsamkeit am Lebensende ein Stück weit nehmen können.

Diese Möglichkeiten der Sterbebegleitung gilt es auszubauen, bekannter zu machen, weiter zu verbessern.

Gerade auf den Intensivstationen werden Infarktpatienten oder Unfallopfer aber dem Tod oft regelrecht aus der Hand gerissen – ohne Rücksicht darauf, mit welchen teils extremen Beeinträchtigungen die solcherart Geretteten dann klarkommen müssen.

Hermann Gröhe: Das halte ich nun wirklich für ein Zerrbild, das unsere Ärztinnen und Ärzte nicht verdienen! Aus den Fehlern der Vergangenheit wurde gelernt, auch wenn dieser Lernprozess noch nicht abgeschlossen ist. Sicherlich kann der Ausbau der Palliativmedizin auch weiterhin zu einer selbstkritischen Reflexion der Medizin insgesamt über die Grundlagen und Grenzen des eigenen Tuns Wichtiges beitragen.

Mich treibt nicht die von Ihnen unterstellte Rücksichtslosigkeit von Ärzten um, sondern vielmehr, wie wir das, was Palliativ- und Hospizversorgung heute zu leisten imstande sind, auch überall in unserem Land anbieten können. Zudem sollten wir bedenken, unter welchem Zeitdruck und welcher Ungewissheit über den Ausgang oft Entscheidungen in der Notfall- und Intensivmedizin getroffen werden müssen.

Und ich denke, die allermeisten werden sich für sich selbst und ihre Angehörigen wünschen, dass die Ärzte um den Erhalt des Lebens ringen – auch wenn das Ergebnis zunächst „hart" erscheint.

Ich denke an einen Fall, von dem der niederländische Journalist Gerbert van Loenen in seinem 2014 auf deutsch erschienenen Buch „Das ist doch kein Leben mehr!" berichtet: Ein sehr sportlicher Mann wurde durch einen Unfall schwer verletzt. Im Krankenhaus wurde klar, dass er gute Überlebenschancen hat – aber ein Bein amputiert werden muss. Der Mann war bewusstlos. Seine Eltern und seine Freundin fanden, man solle ihn sterben lassen. Er habe immer gesagt, er wäre lieber tot als behindert. Der Arzt rettete ihn. Der Mann kam wieder zu Kräften und – engagierte sich im Behindertensport. Er war dem Arzt unendlich dankbar. Mir zeigt diese Begebenheit dreierlei: Zum einen, wie bedenklich sich die Einstellung auch bei Angehörigen ändert, wenn „Euthanasie", wie das in den Niederlanden offiziell heißt, eine Behandlungsvariante wird. Zum anderen, wie zurückhaltend wir sein sollten, darüber zu befinden, welche Beeinträchtigung ein anderes Leben nicht mehr lebenswert machen würde. Zum Dritten wird deutlich, dass es Grenzfälle gibt, die sich nicht in Gesetze gießen lassen. Letztlich hat der Arzt in diesem individuellen Fall eine Gewissensentscheidung für das Leben getroffen.

In diesem Fall eines bewusstlosen Patienten hat der Arzt entschieden. Können Sie sich auch Situationen vorstellen, in denen der Patient zwar entscheidungsfähig ist, der Arzt ihn aber doch nicht über alle möglichen Folgen der Behandlung aufklärt? Sondern einfach nach bestem Wissen und Gewissen verfährt?

Hermann Gröhe: Nach bestem Wissen und Gewissen sollten Ärztin oder Arzt stets handeln. Zugleich sind sie zur umfassenden Aufklärung über Behandlungsrisiken gesetzlich verpflichtet. Das wird heute sehr ernst genommen.

Also keine barmherzigen Lügen mehr? Nur noch die erbarmungslose Wahrheit?

Hermann Gröhe: Solche „Notlügen" sind mit unserer heutigen Vorstellung eines aufgeklärten Patienten unvereinbar. Und sie wurden früher, wie mir ein befreundeter Seelsorger erzählte, von den Betroffenen, die den Ernst ihrer Lage erkannten, häufig als Weigerung erlebt, den Schwerstkranken und seine Lage ernst zu nehmen. „Die Wahrheit ist dem Menschen zumutbar", formulierte es Ingeborg Bachmann. Wie wir schmerzhafte Wahrheiten sagen und miteinander aushalten – das macht Barmherzigkeit aus.

Herr Schneider, als Pfarrer und Seelsorger sind Sie sicherlich schon öfters mit Menschen zusammengekommen, die aufgrund einer schweren Erkrankung oder bestimmter anderer Umstände nicht mehr leben wollten. Was haben Sie konkret getan, wenn Sie mit solchen verzweifelten Sterbewilligen konfrontiert waren?

Nikolaus Schneider: Ich denke etwa an einen Menschen, der vor mir im Krankenbett lag, und nur noch aus Schmerz bestand. Das war vor 30 Jahren, aber ich weiß es noch wie heute. Der Mann lebte allein, und so habe ich ihm, als er ins Krankenhaus musste, als sein Gemeindepfarrer versprochen: Egal, was kommt, ich begleite Sie beim Sterben. Ich lasse Sie nicht allein. Und das habe ich dann auch gemacht. Zum Glück war es in diesem Krankenhaus möglich, Tag und Nacht direkt bei ihm zu sein. So habe ich viele Stunden bei ihm gesessen. Es war ein schreckliches Erlebnis: Als der Krebs in die Knochen ging und unerträgliche Schmerzen verursachte, die auch mit Morphinen nicht abzustellen waren – da fühlte ich mich vollkommen hilflos.

Wie reagierte der gepeinigte Mann?

Nikolaus Schneider: Er flehte mich an: Können Sie die Ärzte bitten, mein Leben zu beenden?

Und was haben Sie geantwortet?

Nikolaus Schneider: Dass ich das nicht machen kann, weil es gegen meine Grundüberzeugung steht.

Ich fühlte mit dem Mann, der unter schrecklichen Schmerzen litt. Ich sagte ihm, dass sein Leid mich zwar in meinen Überzeugungen ins Wanken bringe, weil ich ihn verstehe, ich aber seinem Wunsch nicht entsprechen könne.

Das war konsequent, aber ziemlich unbarmherzig. Oder?

Nikolaus Schneider: Ehrlich gesagt, ich habe mich ganz schlecht gefühlt und wäre am liebsten weggelaufen. Aber ich habe den Mann nicht alleingelassen, auch wenn das Dilemma für mich unerträglich war. Ich gestehe, die Situation war so bedrängend, dass ich irgendwann mitten in der Nacht zur Stationsschwester gegangen bin und gefragt habe: Ist ein Arzt da?

Ein Arzt war erreichbar. Ich bat ihn, zu prüfen, ob bei der Schmerzmedikation nicht doch noch etwas zu machen sei. Ob man die Qualen nicht verringern und dem Mann mehr Morphium geben könnte. Und das hat er dann zu meiner großen Erleichterung auch gemacht.

Der Arzt hat die Dosis erhöht?

Nikolaus Schneider: Ja. Der Mann ist dann bald danach, vielleicht eine Stunde später, gestorben. Nicht unter Schmerzen, sondern er schlief friedlich ein.

Ein vorzeitiger Tod durch eine hohe Schmerzmitteldosis?

Nikolaus Schneider: Ich weiß nicht, ob die Medikation dem Mann sterben geholfen hat, ob der Arzt sozusagen über die Grenzen gegangen ist. Oder ob der Kranke auch sonst bald gestorben wäre. Ich muss zugeben, ich hatte Glück, dass die extreme Situation sich nicht tagelang hinzog.

Haben Sie sich eigentlich schuldig gefühlt, als Sie dem Patienten sagten: Ich kann dir nur durch mein Hiersein helfen?

Nikolaus Schneider: Nein, schuldig nicht. Aber sehr, sehr hilflos. Er war zwar kein enger Freund oder Verwandter, aber wir hatten uns gut kennengelernt und ich hatte intensiv Anteil genommen an seiner Krankheit. Sein Leiden habe ich als große Belastung erlebt.

Herr Gröhe, kennen Sie so etwas auch?

Hermann Gröhe: Ich habe schwerstkranke Menschen, die mir sehr nahestanden, häufiger im Krankenhaus und zu Hause besucht. Besonders eindrücklich ist mir die jahrelange Begleitung meines schwerkranken Schwiegervaters in Erinnerung, der im Nachbarhaus lebte und starb – und dessen letzte Stunden und Minuten ich gemeinsam mit der Familie meiner Frau erlebte.

Und während der Entstehung dieses Buches starb nach plötzlicher, schwerer Erkrankung meine Mutter – im Beisein der Familie gut umsorgt auf einer Palliativstation. Solche ganz persönlichen Erfahrungen sind für mein Denken und Fühlen in diesen Fragen sicherlich ganz besonders prägend.

Nur einmal hat mich eine mir sehr nahestehende Person gebeten, ihr im Falle einer erheblichen Verschlechterung einer schweren Krankheit zu helfen zu sterben.

Wie haben Sie reagiert?

Hermann Gröhe: Ich habe gesagt, dass ich das nicht tun würde, dass es mit meinen tiefsten Überzeugungen unvereinbar sei und ich auch keinerlei Fachkenntnisse diesbezüglich hätte.

Bei aller Klarheit in der eigenen Position: In der konkreten Situation fällt diese Aussage nicht leicht.

Solche Erlebnisse sind für mich ein starker Ansporn, bessere Rahmenbedingungen zu schaffen, damit Schwerstkranke und Sterbende überall gut begleitet werden können.

Inwiefern denn?

Hermann Gröhe: Zunächst einmal ist es ein Segen, was die Zivilgesellschaft in den letzten Jahrzehnten im Bereich der Hospizarbeit auf die Beine gestellt und geleistet hat. Und wir haben enorme Fortschritte in der Palliativmedizin gemacht. In sehr vielen Krankenhäusern gibt es mittlerweile sehr gute Palliativmediziner und besonders geschultes Pflegepersonal. Man ist dort auf schwerstkranke Schmerzpatienten vorbereitet.

Und mir sagen Experten, es gäbe heute nur sehr, sehr wenige Extremfälle, in denen die moderne Palliativmedizin keine wirksame Hilfe anbieten könne. Denn bei extremen Schmerzen und Angstzuständen gehen deren Möglichkeiten bis zur sogenannten palliativen Sedierung, in der ein Patient mit sehr starken Medikamenten völlig ruhiggestellt wird. Das ist der letzte Ausweg, der nur mit Zustimmung des Patienten oder seiner Angehörigen gewählt werden darf.

Über die vielfältigen Möglichkeiten der Palliativversorgung müssen wir noch besser informieren.

Und mich treibt um, dass wir Schwerstkranken und Sterbenden in unserem Land diese Möglichkeiten vorenthalten, weil wir trotz erheblicher Fortschritte von einem flächendeckenden und bedarfsgerechten Angebot noch zu weit entfernt sind. Deshalb treibe ich den Ausbau der Palliativ- und Hospizversorgung in Deutschland entschlossen voran! Stärkung der ambulanten Hospizdienste zum Beispiel durch Erstattung der Sachkosten der Ehrenamtlichen, bessere Finanzierung der stationären Hospize, Ausbau der ambulanten allgemeinen und spezialisierten palliativmedizinischen Versorgung, bessere Berücksichtigung palliativmedizinischer Leistungen in der häuslichen Krankenpflege, stärkere Berücksichtigung der Belange Schwerstkranker und Sterbender in der Altenpflege, bessere finanzielle Absicherung der Arbeit der Palliativstationen in unseren Krankenhäusern – alles dies gehen wir jetzt an.

Herr Schneider, mal angenommen, Sie würden glauben, Suizid sei eine Todsünde, die uns von Gott trennt, sodass wir am Ende für unsere Tat in die Hölle kommen – dann würden Sie Ihre Frau aber wohl nicht in die Schweiz begleiten, sondern Sie von diesem Wunsch abbringen – und auch das aus Liebe. Oder nicht?

Nikolaus Schneider: Ja, klar. Dann würde ich mit allen mir zur Verfügung stehenden Argumenten und Mitteln darum kämpfen, dass sie nicht ihr ewiges Leben bei Gott aufs Spiel setzt für ihr selbstbestimmtes Sterben. Aber für mich ist der Begriff

„Todsünde" hier unangemessen. Ich halte den Wunsch meiner Frau, unter bestimmten Umständen ihrem Leben selber ein Ende zu setzen, für falsch. Aber wer bin ich denn, dass ich meiner Frau vorschreibe, wie sie sterben will? Sie muss ihr Leben leben und ihren Tod sterben, wie es für sie richtig ist, und dasselbe gilt für mich. Ich kann ihr doch nicht aufzwingen, so zu sterben, wie ich es für richtig halte. Sie muss ihren Tod schließlich auch selber verantworten.

Sie meinen vor Gott?

Nikolaus Schneider: Ich meine zunächst vor sich selbst. Aber auch vor den Menschen, die zu ihr gehören, wie ich. Allerdings gilt auch für die Menschen, die sie lieben: Sterben ist etwas so Intimes und Fundamentales, da hat kein Mensch das Recht, dem anderen Vorschriften zu machen. Schließlich muss meine Frau ihr Sterben auch vor Gott verantworten. Das sieht auch meine Frau so – und sie vertraut darauf, dass ihre Gottesbeziehung das aushält.

Ihre Frau hat einmal scherzhaft gesagt, dass sie Sterbehilfe in Anspruch nehmen wolle, sei schließlich etwas anderes, als wenn sie sich dem „Islamischen Staat" anschließen würde.

Nikolaus Schneider: Das würde ich nicht tolerieren (lacht). Da gibt es schon Grenzen in meiner Toleranz.

Auch in der Liebe?

Nikolaus Schneider: Gerade in der Liebe. Da gibt es auch Punkte, an denen etwas zerbricht, wo man einfach merkt: Diese Beziehung war ein Irrtum. Oder es stellt sich im Laufe eines Lebens heraus, dass man in fundamentalen Fragen so unterschiedlich denkt und handelt, dass man nicht mehr zusammenleben kann. Dann muss man alleine weitergehen.

Warum haben Sie Ihre Frau, als sie sich im Durchdenken möglicher Entwicklungen Sterbehilfe wünschte, in dieser Frage nicht alleingelassen, sondern ihr zugesagt, sie bis zum Ende zu begleiten?

Nikolaus Schneider: Aus zwei Gründen. Erstens müsste ich in der Begleitung meiner Frau meine für mich definierte ethische Grenze nicht überschreiten. Zweitens würde ich auch als Seelsorger einem totkranken Menschen, auch unabhängig von Liebe und Partnerschaft, meine menschliche Solidarität nicht verweigern.

Und Ihren geistlichen Beistand?

Nikolaus Schneider: Auch den nicht. Gerade wenn es ans Sterben geht, soll ein Mensch nicht allein sein. Und ich will ihn auch nicht seinem Schicksal überlassen, bloß weil ich nicht damit einverstanden bin, wie er sein Leben beendet. Die Frage nach dem ethischen oder religiösen Grundverständnis muss ich manchmal zurückstellen – um des Menschen willen.

Bei meiner Frau hat das alles nicht nur mit meiner Aufgabe als Seelsorger zu tun, sondern vor allem mit unserer ganz tiefen und grundlegenden Verbundenheit. Die preiszugeben, um theologische Positionen aufrechtzuerhalten, ist für mich völlig undenkbar.

Warum will Ihre Frau eigentlich zum Sterben im Ernstfall in die Schweiz fahren? Warum nicht nach Holland oder Belgien?

Nikolaus Schneider: Weil ihr die gesetzlichen Regelungen in der Schweiz mehr einleuchten als die in Holland oder Belgien. In der Schweiz ist assistierter Suizid leichter möglich als bei uns, nicht aber die Tötung auf Verlangen.

Herr Gröhe, auf den Pflegestationen kann man erleben, wie Krebspatienten, die plötzlich Schmerzattacken bekommen, stundenlang auf eine erhöhte Dosis Tramal warten müssen, und das ist noch nicht einmal das stärkste Schmerzmittel. Aber die Regelungen sind so strikt, dass die Nachtschwester nicht mehr geben darf, als es vom Arzt verschrieben wurde. Deshalb muss der Patient warten, bis ein Arzt kommt. Bis dahin windet er sich womöglich in Schmerzen. Wissen die Pflegekräfte und Ärzte also, dass man ruhig rechtzeitig mehr geben darf?

Hermann Gröhe: Ich denke, die allermeisten wissen das. Und als Gesundheitsminister arbeite ich daran, dass wirklich alle Ärztinnen und Ärzte darum wissen und die aus therapeutischer Sicht beste Schmerztherapie anwenden. Und ich bin für jeden sachlichen Hinweis dankbar, was wir gegebenenfalls noch ändern müssen, um dies sicherzustellen.

Die Medizin soll schon längst nicht mehr um Stunden und Tage eines möglicherweise qualvollen Lebensendes ringen, sondern den Einzelnen in seiner Situation wirklich im Blick haben. Es geht um gute Lebenszeit und um Schmerzlinderung – nicht um pure Zeitverlängerung! Dass Ärzte dabei Patientenentscheidungen achten müssen, ist vielleicht noch nicht allen bewusst. Das müssen wir ändern: durch Aufklärung der Ärzte wie der Patienten.

Was ich allerdings auch sehe: Es gibt noch andere Sorgen und Ängste als die vor dem Schmerz. Viele haben Angst vor einem *einsamen* Sterben. Da kann menschliche Begleitung helfen.

Und dann bekomme ich viele Briefe von Männern, ausschließlich von Männern (!), die sich *schämen*, wenn sie nur daran denken, ihnen würde ein anderer beim Waschen, beim Toilettengang und bei intimsten Verrichtungen helfen. Dieser Scham wird dann oft mit einem vermeintlichen Heroismus begegnet – nach dem Motto: „Dann werfe ich mich lieber ins Schwert!"

Es geht also um viel mehr als um medizinische Hilfe …

Hermann Gröhe: Ja. Und das wird hoffentlich durch die derzeitige Diskussion klarer: Es gehört auch zur Menschenwürde, Fürsorge zu geben und zu empfangen. Niemand findet es unwürdig, wenn ein kleines Kind unsere Hilfe braucht. Aber wenn ein alter

Mensch danach fragen muss, ist es ihm oftmals peinlich und den Angehörigen manchmal auch. In so eine Situation wollen die wenigsten kommen.

Umso wichtiger ist es zu verstehen, dass die Menschenwürde sich nicht in Selbstbestimmung erschöpft. Wie schon gesagt, auch mir ist Selbstbestimmung sehr wichtig. Aber ich sehe auch, dass wir Menschen das ganze Leben über aufeinander angewiesen bleiben. Nicht nur als Kind. Auch als Erwachsene. Selbst der leistungsstärkste Erwachsene ist nicht völlig unabhängig. Auch er ist angewiesen auf andere: auf seine Familie, auf Freunde, auf Arbeitskollegen oder auch – selbst wenn das banal klingen mag – auf andere, die er für seinen Lebensvollzug braucht: auf den Bäcker, den Friseur, die Ärztin oder Krankenschwester. An Angewiesenheit oder Hilfebedürftigkeit ist nichts Unwürdiges. Ich denke, dass die unbewältigte Scham mehr zur Hitzigkeit der Debatte beiträgt als die extremen Einzelfälle, in denen die Medizin inzwischen meistens sehr gut helfen kann.

Herr Schneider, wie überwindet man die Scham?

Nikolaus Schneider: Durch Vertrauen. Der erste und wichtigste Ort dafür ist die Familie. Vertrauen lässt mich dankbar sein, wenn jemand, der mir nahesteht, mich in größter Hilflosigkeit begleitet und in meinem Sinne für mich sorgt. Aber viele Menschen haben Angst vorm Altwerden, weil sie entweder keine Angehörigen haben, die für sie sorgen könnten, oder weil der Mobilitätsdruck Eltern und Kinder auseinanderreißt. Wenn die eine Hälfte der Familie in München lebt und die andere in Hamburg, kann man nicht mal schnell eine Betreuung übernehmen oder einen nahen Angehörigen beim Sterben begleiten. Wer macht das dann stattdessen?

Diese Ungewissheit ist eine wesentliche Ursache für den Verlust von Grundvertrauen in ein soziales Netz, das mich auffängt, wenn ich als hilfebedürftiger alter Mensch Unterstützung benötige.

Das hieße dann, dass der Wunsch, seinem Leben im Notfall selber ein Ende zu setzen, gar nicht so sehr ein Freiheitsphänomen ist, sondern im Gegenteil: ein Fluchtweg. Man stürzt sich vorsorglich in die Tiefe, so wie es auch Herr Gröhe eben formulierte?

Nikolaus Schneider: Auch ich glaube, dass die Selbsttötung eines Menschen oft weniger Ausdruck seiner Freiheit als Ausdruck seiner Angst ist. Menschen müssen darauf vertrauen können, dass neben dem sozialen Netz „Familie" die gesellschaftliche Solidarität ausreicht, uns im Ernstfall aufzufangen. Konkret heißt das: Gibt es genug Hospizplätze? Wie weit verbreitet ist die Palliativmedizin? Welches Netz kann mich dann tragen?

Zunächst einmal sollten wir uns nichts vormachen. Wir sind eine stark alternde Gesellschaft und werden noch viel härter aushandeln müssen, wie wir die Ressourcen dieser Gesellschaft verteilen und in welche Bereiche investiert wird, um das Sterben als letzte Phase des Lebens menschenwürdig zu gestalten. Ich möchte das Sterben übrigens strikt vom Tod unterscheiden. Den Sterbeprozess kann man so gestalten, dass der Einzelne seine Würde behält – auf den Tod hat man keinen Einfluss.

Denn Würde setzt Leben voraus, mit dem Tod ist das Leben zu Ende.

Nun ja, je nachdem, ob man an das ewige Leben glaubt.
Aber lassen Sie uns noch bei der Todesangst bleiben. Es wird ja oft behauptet, die moderne Gesellschaft tabuisiere den Tod, weil sie daran zweifle, ob danach noch etwas anderes kommt als das Nichts. Könnte es sein, dass das eine fromme Unterstellung ist? Mir scheint, die Menschen haben weniger Angst vor dem Nichts als vor dem Vorgang des Sterbens, dass er eben entwürdigend sein könnte. Was ist Ihrer Meinung nach der größere Angstmacher: Tod oder Sterben?

Hermann Gröhe: Ich denke, dass uns Menschen das Wissen um unsere Sterblichkeit schon immer Angst gemacht hat. Hinzu kam stets die Angst vor Schmerzen. Wir sollten jetzt nicht eine gute alte Zeit beschwören, in der Schicksalsschläge leichter hingenommen wurden.

Aber demütiger!

Hermann Gröhe: Demut vor dem, was ich nicht „machen" kann – mein Leben, mein Geliebtwerden – ist sicher angebracht. Aber ich finde, es ist ein zivilisatorischer Fortschritt, Leid in dem Maße, wie es uns möglich ist, zu bannen und auch mit der Gefahr wachsender Einsamkeit sollten wir uns nicht abfinden! Nur das Leid des Todes, die Endlichkeit unseres Lebens lässt sich nicht bannen.

Darf ich fragen, wie Sie als Christ damit umgehen?

Hermann Gröhe: Ganz persönlich gesprochen: Wenn ich an einem Grab stehe, bete ich oft: „Herr, ich glaube, hilf meinem Unglauben!" Natürlich gehören zu meinem Glauben auch Zweifel. Ich hoffe und glaube aber aus tiefstem Herzen, dass etwas über mein irdisches Leben hinaus Bestand hat: nämlich Gottes Liebe zu mir, zu uns allen.

Ist Ihre Wahrnehmung, dass Christen besser mit Schicksalsschlägen klarkommen als Nichtchristen?

Hermann Gröhe: Ich denke, Gottvertrauen kann helfen, schwierige Situationen durchzustehen. Doch wer hat schon einen so unerschütterlichen Glauben, der ihn von Gewissheit zu Gewissheit trägt?

Ich habe gläubige und nicht gläubige Menschen erlebt, die dem eigenen Tod gefasst entgegensahen.

Und auch vor der Säkularisierung war der Tod schon ein Angstthema. Das gehört einfach zum Menschsein dazu. Selbst Jesus bat im Garten Gethsemane darum, dass der Kelch an ihm vorübergehen möge.

Aber die Sterbehilfe-Befürworter wollen ihn doch gerade trinken.

Hermann Gröhe: Sie wollen ihn trinken und – in unterschiedlicher Form – die Unterstützung bei der Umsetzung dieses Willens.

Im Übrigen hoffe ich, dass auch durch unser Gespräch deutlicher wird, dass wir zwischen sogenannter Sterbehilfe als aktiver Tötung auf Verlangen und Selbsttötungsbeihilfe unterscheiden müssen. Befürworter sogenannter aktiver Sterbehilfe wollen die Zusage der Rechtsgemeinschaft, dass ihnen ein anderer den Todestrank einflößt, dass ein anderer sie tötet, wenn sie es wollen. Befürworter der regulierten Selbsttötungsbeihilfe wollen die Zusage der Gemeinschaft, dass ihnen ein anderer den Todestrank professionell bereitstellt. Beide „Dienstleistungen" finde ich höchst bedenklich. Wir sollten sie nicht als normale Behandlungsvarianten in unser Gesundheitssystem einführen.

Es gibt also gar keine modernistische Verleugnung des Todes, sondern eher eine moderne Todessehnsucht?

Hermann Gröhe: Vielleicht gibt es vor allem den Glauben, alles „machen" zu können und die Hoffnung auf solche „Machbarkeit". Auch gab es lange einen unkritischen Fortschrittsglauben, der sich einbildete, das Leben sei quasi ins Unendliche zu verlängern. Und plötzlich wacht die Gesellschaft auf und merkt, dass sie nicht unsterblich ist, sondern bloß älter wird. Sie leidet unter neuen Entwicklungen, zum Beispiel der demenziellen Erkrankung als Massenphänomen. Wir sehen millionenfach, was früher Einzelfall war. Jeder zivilisatorische Fortschritt hat eben auch Nebenwirkungen.

Bitte nennen Sie doch mal ein oder zwei positive Veränderungen!

Hermann Gröhe: Die liegen für mich auf der Hand! Mit der Verlängerung des Lebens, die eine gesündere Lebens- und Arbeitsweise und der medizinische Fortschritt mit sich bringen, werden uns zunächst viele gute Jahre geschenkt, die unsere Vorfahren nicht hatten. Früher war zum Beispiel die Lebenswartung für jemanden, der an Diabetes erkrankte, wesentlich kürzer als heute. Deswegen bin ich gegen einen Alarmismus, gegen das allzu häufige Schlechtreden der höheren Lebenserwartung. Schauen Sie sich heute mal das Foto eines Sechzigjährigen an und vergleichen es mit der Väter- oder Großvätergeneration. Dann wissen Sie sofort, was ich meine. Uns wird zusätzliches Leben geschenkt, eine wesentlich bessere Lebensqualität. Aber die Kehrseite ist die Erfahrung der Gebrechlichkeit, die am Ende ausgehalten werden muss, weil der Körper nicht selten dann doch massiv abbaut. Früher wurden weniger Menschen so alt, dass sie eine solche längere Zeit der Gebrechlichkeit erlebt haben.

Was hilft beim Umgang mit dieser Erfahrung?

Hermann Gröhe: Stabile Beziehungen natürlich: Familie. Freunde. Eine Gemeinschaft, die den Einzelnen begleitet und trägt, wenn nötig auch pflegt und versorgt. Vertrauen ist der Schlüssel. Und für mich als Christ gehört Gottvertrauen dazu. Aber ich möchte insgesamt zu mehr Vertrauen ermuntern. So wie man bei einer Eheschließung zu seinem Gegenüber *Ja* sagt für ein ganzes Leben, nicht nur für eine bestimmte Lebensphase, so muss man es auch wagen, zu anderen Menschen ein solches *Ja* zu sagen. Ihnen zu sagen, dass wir miteinander auf einem Weg sind. Und dann entsprechend zu handeln.

Wie gelingt das konkret?

Hermann Gröhe: Wenn ein Paar lange zusammen ist und nun einer demenziell erkrankt, dann trägt diese Beziehung häufig auch deshalb, weil der Gesunde in dem Erkrankten stets auch den Menschen sieht, der er einmal war. Er kann deshalb liebevoll auf ihn eingehen, ihn intensiv und sehr individuell begleiten.

Es ist eine Fürsorge, die aus einem langen Miteinander erwächst. Alte Eheleute sind nicht nur im Hier und Jetzt verbunden, sondern auch in ihrer gemeinsamen Vergangenheit. Oder ich denke an den Enkel, der sich liebevoll um seinen erkrankten Großvater kümmert. Leider glauben aber immer weniger Menschen, dass ihnen solch eine Verlässlichkeit geschenkt wird.

Sie wird ihnen ja auch nicht geschenkt. Sie müssen die Liebe schon wollen. Und sie dann auch verteidigen. Viele wollen sie zwar, aber denken, dass sie dazu selber nicht imstande sind.

Hermann Gröhe: Ich denke, grundsätzlich ist jeder dazu imstande. Denn wir alle leben ja schon immer in Beziehungen. Es gibt da also eine Grunderfahrung, auf der man aufbauen kann. Vielleicht müssen wir die romantische Vorstellung überwinden, dass Liebes- oder Vertrauensverhältnisse uns in den Schoß fallen oder eben nicht. Man muss daran arbeiten, für andere da sein, sich um sie kümmern. Damit hat man natürlich noch keine Garantie, dass andere sich dann auch um einen selbst kümmern, wenn man es braucht. Aber wir tragen zu einem menschlichen Miteinander bei, das auch uns schützt. Nur: Das Arbeiten an Beziehungen kann der Staat den Menschen nicht abnehmen. Die Politik kann nur für die Rahmenbedingungen sorgen, um menschliche Fürsorge besser zu ermöglichen. Deshalb haben wir gesetzliche Regelungen zur besseren Vereinbarkeit von Pflege und Berufstätigkeit geschaffen.

Das demografische Problem existiert also nicht?

Hermann Gröhe: Das habe ich wirklich nicht behauptet! Natürlich existiert es! Von den heute Pflegebedürftigen sind etwas über 10 Prozent kinderlos. Bei den in 30 Jahren Pflegebedürftigen werden es bereits etwa 20 Prozent sein – und die Entwicklung geht in diese Richtung weiter. Dann wird es sich herausstellen, wie die Solidarität zwischen den Generationen funktioniert, wenn sie sich immer weniger auf familiäre Bindungen stützen kann.

Was kann der Sozialstaat leisten? Was überfordert ihn? Wo ist verstärktes zivilgesellschaftliches Engagement gefragt?
    Manche Nachbarschaftsinitiative kann da ein gutes Beispiel sein. Aber die Herausforderung ist gewaltig!

Eine solidarische Singlegesellschaft! Ist das nicht ein Widerspruch in sich?

Hermann Gröhe: Die Gesellschaft besteht ja nicht nur aus Singles. Und Singles sind nicht per se unsolidarisch oder aus blanker Selbstsucht allein. Oft setzen sich Singles für andere ein. Viele Umstände können zudem dazu führen, dass Menschen allein sind – selbst wenn sie Kinder haben. Und ich habe bereits angesprochen, dass wir neue Formen der Generationensolidarität entwickeln müssen. Natürlich ist es schwierig, ein solches Zusammenhalten zu erzeugen, wie es in „klassischen" Familien nach wie vor sehr häufig selbstverständlich ist. Dieses Modell wird auch nie zu ersetzen sein. Aber mit Kreativität und gutem Willen lässt sich Solidarität ausbauen. Ich denke da zum Beispiel an Mehrgenerationenhäuser der neuen Art: Da ziehen Menschen zusammen, die sich wechselseitig Hilfe zusagen und auch geben – alleinstehende Ältere den Jüngeren beim Babysitten oder Vorlesen, die Jüngeren wiederum geben Hilfe da, wo die Älteren sie brauchen. Wir müssen durch neue Modelle zivilgesellschaftlichen Engagements tragfähige soziale Netzwerke schaffen. Damit meine ich echte soziale Netzwerke, nicht die digitalen.

Nikolaus Schneider: Gesellschaftliche Solidarität ist für mich der entscheidende Punkt. Gelingt sie uns, dann gelingt auch eher das Lebensende. Ein Gedanke noch zum Tod: Welche Wirklichkeit nach dem Tod kommt, weiß keiner von uns. Den Tod eines Menschen zu erleben, ist eine ungeheuer aufwühlende

Erfahrung. Ähnlich ungeheuerlich fand ich nur die Geburt unserer Kinder. Ich war dabei.

An Hermann Gröhe gewandt: Du, glaube ich, auch.

Hermann Gröhe: Ja, unvergessliche Erlebnisse sind das.

Nikolaus Schneider: Ich weiß noch heute, wie mich das Erlebnis umgehauen hat. Die Ankunft neuen Lebens. Unglaublich! Und genauso hat sich in mein Gedächtnis gebrannt, wie ich zum ersten Mal beim Sterben eines Menschen dabei war. Ich sah, wie die Hautfarbe sich veränderte, ich wusste, dass mein Gegenüber jetzt tot war. Aber was hieß das? Der Leichnam liegt vor dir, aber du weißt nicht, was mit diesem Menschen gerade geschieht. Das ist ungeheuerlich. Und deshalb ist es auch richtig, dass dieser Bereich emotional so stark besetzt ist, dass wir darüber streiten.

Sie meinen über die Sterbehilfe?

Nikolaus Schneider: Ja, der Streit macht uns deutlich, wie kostbar das Leben ist und wie heilig. Und dass der Tod ein Tabu bleiben muss – nicht im Blick auf unser Nachdenken und Reden, aber schon im Blick auf seine Verfügbarkeit.

Um das Sterben wollen wir uns bemühen, aber der Tod bleibt ein Geheimnis.

Hermann Gröhe: Angesichts des wissenschaftlichen Fortschritts fällt es schwer, demütig zu bleiben und ein solches Geheimnis stehen zu lassen. Wo die Wissenschaft doch sonst so viel Gutes hervorbringt.

Es ist richtig, dass Menschen auch Grenzen überwinden wollen. Aber die Menschen sollten ihre Fähigkeiten nicht missbrauchen und nicht überschätzen.

Sie meinen, um Todescocktails herzustellen? Oder um den Bereich jenseits des Todes erforschen zu wollen?

Hermann Gröhe: Weder noch. Missbrauch der Fähigkeiten – da denke ich in diesem Zusammenhang eher an eine technische Lebensverlängerung um jeden Preis. Aber viele Ärztinnen und Ärzte haben inzwischen gelernt, es nicht mehr als persönliche Niederlage zu verstehen, wenn sie einem Menschen nicht mehr zur Genesung oder zu einem Weiterleben verhelfen können. Dann dürfen sie diesen Menschen auch sterben lassen, menschlich umsorgt und mit guter Schmerztherapie. Was nach dem Sterben kommt? Nur Verfall und Verwesung – oder doch ein Leben bei Gott? Die Hoffnung des Glaubens lässt sich nicht beweisen – wie jede Gewissheit, geliebt zu werden!

Zumindest nicht mithilfe der Wissenschaft.
Herr Schneider, sind Sie als Theologe nicht dafür zuständig, genau zu wissen, was es bedeutet, tot zu sein, und was danach kommt?

Nikolaus Schneider: „Von Amts wegen" fühle ich mich erst mal für das Leben zuständig und nicht für den Tod. Als Präses und als Ratsvorsitzender der Evangelischen Kirche habe ich mich im Rahmen meiner Möglichkeiten für Bewahrung der Schöpfung, den Schutz des Lebens, für Gerechtigkeit und Frieden eingesetzt. Das war mir wichtig, weil mein Glaube lebensorientiert ist. Die Botschaft der Bibel ist für mich: Dein Leben kommt von Gott. Du bist auf dieser Welt nicht von Gott verlassen. Und du gehst auf das Leben bei Gott zu. Diesem Lebensbegriff bin ich verpflichtet. Der Tod ist sozusagen die unabwendbare Störung des Lebens. Diese Störung muss ich psychisch beim Tod geliebter Menschen und physisch bei meinem Tod erleiden. Aber mit Gott, der das Leben selber ist, kann ich den Tod überwinden. Das heißt: Ich habe eine Hoffnung über den Tod hinaus, obwohl die Macht des Todes ständig präsent ist.

Ich habe immer noch nicht verstanden, wie Gewissheit und Ungewissheit hier zusammenpassen.

Nikolaus Schneider: Der Tod ist die Infragestellung des Lebens. Die damit verbundene Ungewissheit belastet und bedrückt uns Menschen. Gott, der Schöpfer, hat in Christus, also durch Kreuzestod und Auferstehung Christi diese Infragestellung überwunden. Wer sich dem anvertraut, kann auch durch den Tod in neues Leben gehen. Das ist die Glaubensgewissheit, die Christenmenschen angesichts aller Todeserfahrungen trägt.

Ist diese Glaubensgewissheit in unserer säkularen Gesellschaft nicht so brüchig geworden, dass sie für die anstehenden rechtlichen Regelungen zur Sterbehilfe bedeutungslos geworden ist?

Nikolaus Schneider: Ich möchte den Säkularisierungsschub, den wir erlebt haben, gar nicht leugnen.

Und ich merke, dass das religiöse und philosophische Fundament unserer Gesellschaft dünner wird. Manche meinen, „Aufklärung" bedeute, auf solche Fundamente verzichten zu können. Deshalb haben viele heute einen sehr naiven Freiheitsbegriff, der darauf hinaus läuft: „Mein Tod gehört mir." Das finde ich falsch. Keiner von uns besitzt uneingeschränkte Freiheit. Wir leben immer in Bezügen, in Netzwerken.

Und darauf muss ich unter allen Umständen Rücksicht nehmen? Auch in höchster Not?

Nikolaus Schneider: Gerade dann, und gerade auch in Sterbensnot! Gerade dann brauche ich eine Freiheit, die sich nicht in Autonomie erschöpft, sondern in Beziehung eingebunden bleibt. Niemand kann mutterseelenallein über sein Leben bestimmen.

Würden Sie das an einem Beispiel erläutern?

Nikolaus Schneider: Dass ich ins Leben eingetreten bin, damit habe ich überhaupt nichts zu tun. Es ist die Beziehung meiner Eltern zueinander und zu mir, die mein Leben ermöglichte. Mein Leben ist also von Anfang an angewiesen auf Beziehung und auf Vertrauen, sowohl zu meinen Mitmenschen, wie zu Gott, meinem Schöpfer.

Sie meinen, dass aus christlicher Perspektive unser menschliches Leben „unverfügbar" ist – weil es Gott gehört?

Nikolaus Schneider: Nicht nur. Ich meine das auch ganz säkular: Wir Menschen sind soziale Wesen und damit von anderen Menschen abhängig, und diese wiederum von uns. Das gilt auch für unsere plurale Gesellschaft.

Hermann Gröhe: Wir gehören beide nicht zu denen, die unter der Pluralität gesellschaftlicher Verhältnisse leiden. Ich bin leidenschaftlicher Anhänger einer freiheitlichen Gesellschaft. Aber Freiheit beinhaltet auch die Zumutung, sich zu entscheiden. Die bewusste Lebensgestaltung.

Wir sind heute viel weniger von Traditionen gelenkt und getragen als noch vor wenigen Jahrzehnten. Die Mehrheit weiß nicht mehr: Was bedeutet der Ewigkeitssonntag für den Protestanten? Oder: Was machen eigentlich die Katholiken an Allerheiligen?

Noch vor wenigen Jahrzehnten war unsere Trauerkultur ganz anders. Da wurden die Toten zu Hause aufgebahrt, man konnte so intensiv im Kreis der Familie Abschied nehmen. Durch Trauerrituale blieb der Verstorbene seinen Verwandten und Freunden präsent – an Feiertagen wie Allerheiligen wurde seiner in besonderer Weise gedacht. Tod und Sterben hatten einen Platz in der Gesellschaft, man verdrängte sie nicht.

Und heute?

Hermann Gröhe: Viele schieben den Gedanken an den Tod einfach weg. Andere streiten darüber, welchen Wert tradierte „Leitplanken" für sehr persönliche, existenzielle Entscheidungen an den Lebenswendepunkten haben. Dass es solche Konflikte gibt, ist kein Zufall. Es ist das Ergebnis eines kulturellen Wandels. Der Gewinn an persönlicher Freiheit, den ich begrüße, hat Risiken und Nebenwirkungen, die auf keinem Beipackzettel stehen.

Die Leute wollen selbst sagen, wie sie trauern wollen? Ob sie eine Seebestattung oder ein klassisches Grab möchten?

Nikolaus Schneider: Aber ja, und die geltenden Friedhofsordnungen werden dem zu oft nicht mehr gerecht, weil sie Trauerkultur hauptsächlich von einem kollektiven Gedächtnis her verstehen. Schon innerhalb der Glaubensgemeinschaften gibt es aber unterschiedliche Ansichten, was noch zu hoffen und zu glauben ist. Und was das für die Begräbnis- und Trauerrituale bedeutet. Individuelle Präferenzen werden uns immer wichtiger: Ich lebe, wie ich will.

Und sterbe, wie ich will?

Hermann Gröhe: Das geht mir zu weit. Den Tod haben wir in aller Regel eben nicht in unserer Hand. Er kann mich plötzlich und unerwartet ereilen. Aber das Sterben können wir oft gestalten. Und dann ist die Frage: Wie? Ich bestimme selbst, ob ich mich vorbehaltlos in die Hand der Ärzte gebe, mich ihnen anvertraue, etwa weil ich von Medizin nichts verstehe. Oder ob ich als Patient meine Mündigkeit in Anspruch nehme. Umfassende Patientenaufklärung ist heute Patientenrecht – verlangt aber die Bereitschaft zur Beschäftigung mit zum Teil sehr schwierigen Fragen.

Das möchten aber nicht alle Kranken.

Hermann Gröhe: Und warum? Weil wir nicht gerne an die Endlichkeit unseres Seins rühren. Wir denken nicht gern an unseren eigenen Tod. Meist werden wir erst durch eine leidvolle Erfahrung auf das Thema gestoßen. Bis dahin unterliegen wir oft sehr einseitigen Vorstellungen von der letzten Lebensphase. Noch viel zu wenige wissen etwa um die Möglichkeit, dass hochwirksame Schmerztherapie, auch wenn sie lebenszeitverkürzende Nebenwirkungen hat, eine zulässige Sterbebegleitung ist.

Mir scheint, das noch viel größere Tabu als der Tod ist das Altern, ist die eigene Hinfälligkeit, die Hilflosigkeit am Lebensende. Das Wort Pflegeheim ist für viele geradezu ein Schreckenswort.

Hermann Gröhe: Die letztliche Hilflosigkeit gegenüber dem Tod werden wir nicht abschaffen können. Aber zur Hilfebedürftigkeit, in die uns eine Krankheit oder das Sterben bringen, können wir unsere Einstellung ändern. Hinfälligkeit will ich nicht schönreden, aber schämen muss man sich deshalb nicht. Ich habe schon betont, dass Helfen und Sich-helfen-Lassen zutiefst menschliche Verhaltensweisen sind und überhaupt nicht die Würde des Menschen verletzen. Für mich selbst schließe ich nicht aus, wenn ich alt und krank bin, in einem Pflegeheim zu leben. Ich bin wirklich dagegen, dem Thema auszuweichen oder Pflegeheime schlechtzureden. Den Alltag dort bestimmen zuallermeist fachliches Können und menschliche Zuwendung.

Ich war in meiner Heimatstadt Neuss sieben Jahre Vorsitzender des Diakonischen Werkes. Zu dessen Arbeitsbereichen gehören ein ambulanter Pflegedienst, ein Pflegeheim, ambulante Hospizarbeit.

Ich habe dort – aber auch anderswo – eine großartige Einsatzbereitschaft von Pflegekräften erlebt. Das Wissen um deren oft nicht leichte Arbeitsbedingungen ist mir ein Ansporn, für angemessene Personalschlüssel, faire Vergütung und den Abbau überflüssiger Bürokratie zu arbeiten.

Natürlich gibt es auch Mängel, werden Fehler gemacht. Nichts sollte unter den Teppich gekehrt werden. Nichts sollte aber auch alarmistisch verallgemeinert werden. Einen Generalverdacht, sie leisteten schlechte Arbeit, haben unsere Pflegekräfte wahrlich nicht verdient.

Die Angst vor dem Pflegeheim ist auch oft nicht von Sorgen um die Qualität der Arbeit der Pflegekräfte bestimmt. Da ist vielmehr die Sorge der Pflegebedürftigen vor der Abhängigkeit von ihnen fremden Menschen, vor dem Nachlassen der eigenen Kräfte, etwa durch eine demenzielle Erkrankung, und davor, dass Kontakte zu Familienangehörigen und Freunden

nachlassen. Da ist auch die Sorge der Angehörigen, der Pflege-
bedürftige werde sich abgeschoben fühlen.

Ich bin dagegen sicher: Auch die Pflege zu Hause gelingt besser, wenn sich die Beteiligten darüber im Klaren sind, dass es
eine Situation geben kann, in der ein Pflegeheim für alle, vor
allem für den Pflegebedürftigen selbst, die beste Lösung ist.

Deswegen – und wegen der weiter stark anwachsenden Zahl
der Pflegebedürftigen, müssen wir die Pflege, ihre Qualität und
die Transparenz im Hinblick auf diese Qualität stärken.

Sie haben dies zu einem Schwerpunktthema dieser Regierungskoa-
lition gemacht. Warum?

Hermann Gröhe: In einer alternden Gesellschaft ist die Stärkung
der Pflege ein zentrales Thema. Das sieht eine überwältigende
Mehrheit in unserem Land auch so. In diesem Zusammenhang
möchte ich Ihnen aber zunächst eine persönliche Erfahrung
schildern. Ich habe vor 30 Jahren in der Kommunalpolitik eine
Altenpflegeeinrichtung kennengelernt, deren Räumlichkeiten
bedrückend wirkten. Das war ein dunkler, alter Bau am Rhein.
Aber im Essensraum saßen Skat kloppende Männer und zweimal im Monat fuhr ein Bus in die Düsseldorfer Altstadt oder
zu irgendeiner Kultureinrichtung, in der man den Nachmittag
verbrachte. Dieselbe Altenpflegeeinrichtung ist heute hell und
großzügig umgebaut – aber zugleich spielt niemand mehr Skat.
Die meisten Bewohner verbringen einen Großteil des Tages im
Bett.

Das ist deprimierend.

Hermann Gröhe: Das ist eine Herausforderung – vor allem für die Pflegenden. Es zeigt aber auch, dass Hilfebedürftige heute erst in eine solche Einrichtung kommen, wenn sie sich wirklich nicht mehr selbst helfen können. Wir haben den Grundsatz „ambulant vor stationär" erfolgreich umgesetzt. Und das bedeutet Lebensgewinn, Lebensqualitätsgewinn – weil Menschen – ihrem Wunsch entsprechend! – länger zu Hause bleiben können. Früher wurde mancher Mann ins Heim gebracht, weil er zu einer Männergeneration gehörte, die wäre zu Hause allein vor einem vollen Kühlschrank verhungert. Sie hatten nicht gelernt, sich selbst zu versorgen. Ihre Frauen haben sich um alles gekümmert.

Jetzt können die meisten Männer sogar kochen. Aber wenn sie dann doch ins Pflegeheim kommen, sind sie unter lauter Sterbenden.

Hermann Gröhe: Das ist mir zu zugespitzt. Aber natürlich ist die Gestaltung des Alltags in einer Pflegeeinrichtung – auch im Sinne von aktivierender Pflege, Prävention und Rehabilitation – eine wirkliche Herausforderung. Deshalb haben wir die Mittel für rund 20 000 zusätzliche Betreuungskräfte bereitgestellt, halte ich gute Kontakte des Pflegeheims zur eigenen Nachbarschaft, zum Stadtteil, zur nahen Schule, zur Kirchengemeinde für wünschenswert. Die von Ihnen angesprochene Erfahrung des Sterbens ist auch für die Pflegenden eine große Belastung. Ältere Pflegekräfte erzählen, dass früher vielleicht zweimal im Jahr jemand in der Einrichtung gestorben ist. Dann gab es eine Aussegnung, und alle konnten Abschied nehmen. Wenn heute Menschen erst kurz vor ihrem Tod ins Pflegeheim kommen, kann das so nicht mehr stattfinden. Jede Woche eine Trauerfeier, das würde alle völlig überfordern. Die Arbeit der Pflegekräfte hat sich enorm verändert. Und deshalb ist die Frage entscheidend, wie wir Altenpflege, Palliativmedizin und Hospizkultur sinnvoll miteinander verbinden und aufeinander abstimmen. In diesen Bereichen setze ich mich deshalb als Gesundheitsminister sehr für Verbesserungen ein.

Bitte lassen Sie uns auf die Sterbehilfe zurückkommen und auf die Ängste vor dem Sterben. Welche sind berechtigt, welche nicht?

Hermann Gröhe: Ich finde es problematisch, Ängste in berechtigte und unberechtigte zu unterteilen. Das hängt sehr von den Lebensphasen, den eigenen Erfahrungen und Erwartungen an das Leben, ab. Es gibt 18-Jährige, die sagen: „Lieber beim Motorradunfall sterben als den Rest des Lebens im Rollstuhl sitzen." Da ist die Angst vor dem vorgestellten Leben im Rollstuhl sehr groß. Vielleicht würde ein anderer junger Mensch, der einen Rollstuhlfahrer persönlich kennt, das schon anders sehen. Und sicher sehen Rollstuhlfahrer selbst das ganz anders. Sie wollen vor allem teilhaben können und ein möglichst barrierefreies Leben führen.

Andere Menschen, egal welchen Alters, haben große, verständliche Angst vor Schmerzen, aber auch vor Einsamkeit oder Hilfebedürftigkeit, vor dem Ausgeliefertsein. Deshalb teile ich Nikolaus Schneiders Aussage, dass Vertrauen zentral ist. Das

Vertrauen darauf, dass andere da sind, um mir in der Not zu helfen. Und dass sie mir auch helfen können – schmerztherapeutisch, psychologisch, seelsorglich.

Ich möchte bei der Schmerztherapie einhaken: Ich höre, dass man längst nicht in allen Fällen die schlimmen Schmerzen, die in der letzten Phase z. B. einer Krebserkrankung auftreten, lindern kann. – Wie viel Prozent das genau sind, kann dahingestellt bleiben. Man könnte sagen, dass der Prozentsatz egal ist, solange er nicht bei null liegt. Der unerträgliche Schmerz eines Einzelnen ist genauso wenig relativierbar wie der Wert jedes einzelnen Lebens. Das individuelle Leid der Opfer wird nicht größer oder kleiner durch die Gesamtzahl der Leidenden.

Hermann Gröhe: Der Wunsch zu sterben mag in Einzelfällen nachvollziehbar sein. Aber wenn dies aufgrund von Schmerzen der Fall ist, dann gibt es den letzten Ausweg der palliativen Sedierung – wir sprachen darüber. Als Gesundheitsminister interessiert mich vor allem, ob Palliativmedizin überall dort, wo sie greifen und helfen könnte, schon ausreichend und in angemessener Form angeboten wird. Die Einsicht, dass die Medizin nicht Lebensverlängerung um jeden Preis will, muss sich überall durchsetzen. Dazu gehört, dass Schmerzmittel ausreichend stark dosiert werden dürfen, auch wenn eine Lebensverkürzung als Nebenwirkung auftreten kann. Es ist noch immer nicht allen bekannt, dass kein Arzt deshalb bestraft wird. Auch berufsrechtlich und berufsethisch hat die Ärzteschaft das klargestellt.

Was, wenn der Sterbewunsch nicht mit starken Schmerzen begründet wird, sondern mit der Furcht, nicht mehr Herr seiner selbst zu sein?

Hermann Gröhe: Diese Furcht bezieht sich, so nehme ich es jedenfalls wahr, zunehmend auf Demenzerkrankungen. Die Menschen haben Angst davor, sich gleichsam selbst zu verlieren, wenn ihr Gedächtnis sie im Stich lässt. Und diese Sorge kann ihnen die Medizin heute leider noch nicht nehmen. Bisher sind alle Versuche, die Krankheit durch Medikamente zu heilen oder ihren Verlauf wesentlich zu verzögern, gescheitert. Aber national wie international wird engagiert geforscht, neurodegenerative, also auch demenzielle Erkrankungen besser zu verstehen – in der Hoffnung auf echte Durchbrüche. Und wir arbeiten an bestmöglicher Pflege dementer Menschen und ihrer möglichst weitgehenden Teilhabe. Hier ist noch viel zu tun, bleiben Grenzen, die es auszuhalten gilt.

Und was bedeutet das für den Wunsch der Menschen nach Autonomie?

Hermann Gröhe: Auch Autonomie hat Grenzen. Selbstbestimmung ist wichtig. Aber eine totale Unabhängigkeit gibt es, wie bereits gesagt, auch beim Leistungsstärksten nicht. Manche Demenzkranke sagen: „Wenn ich merke, ich verliere mich selbst, dann will ich diesen Prozess beenden, bevor er sich beschleunigt." – Ich nehme diesen Wunsch der Betroffenen ernst. Aber er passt mit meinem Menschenbild nicht zusammen. Menschen müssen sich aufeinander verlassen können. Auch eine Lebensphase, in der ich an Kraft und Freiheit verliere, ist Bestandteil meines Seins.

Und was wird nun aus denen, die das anders sehen?

Hermann Gröhe: Das anders zu sehen, ist jedem unbenommen. Die Frage ist, ob diese Menschen einen Anspruch an die Rechts- und Solidargemeinschaft haben, ihnen Selbsttötungshilfe als Dienstleistung zur Verfügung zu stellen. Ich hoffe, dass die derzeitige Debatte zu einem Nachdenken in der Gesellschaft darüber führt, was Menschsein wirklich ausmacht. Welches Menschenbild vermitteln wir der nächsten Generation? Ist der Mensch nur wahrhaft Mensch, wenn er selbstbestimmt und leistungsfähig ist? Wir sollten da behutsam mit uns selbst und anderen umgehen. Und auf jeden Fall möchte ich verhindern, dass Menschen sich in die Haltung hineinsteigern, sie dürften anderen nicht zur Last fallen. Das ist auch deshalb wichtig, weil die Zahl der Hochbetagten deutlich zunimmt und Demenz heute in vielen Familien vorkommt.

Herr Schneider, verstehen Sie, dass die Demenz unserem freiheitlichen Selbstverständnis widerspricht?

Nikolaus Schneider: Ehrlich gesagt, die Angst vor körperlichen Schmerzen lässt sich rational viel besser diskutieren. Weil wir fast immer über Gegenmittel verfügen. Das Thema „Demenz" ist viel, viel schwieriger, weil es hier vor allem um die Autonomie und das individuelle Empfinden des Einzelnen geht. Um die

Frage: Kann ich mich selber und mein Leben nur dann akzeptieren, wenn ich es bei vollem Bewusstsein führe, wenn ich Herr meiner Sinne bin, noch selber entscheiden kann? Da sind wir wieder beim Thema Scham angelangt.

Und auch beim Thema Kontrollverlust. Die Psychologen kämen jetzt vielleicht mit der Floskel, dass man nicht alles kontrollieren und beherrschen kann, sondern auch mal loslassen muss.

Nikolaus Schneider: Ich würde es anders sagen: Bin ich bereit, mich einem anderen Menschen voll anzuvertrauen? Wenn ich einer Krankheit ausgesetzt bin, die meine Selbstbestimmung total aufhebt, vielleicht sogar mein Bewusstsein aufhebt, dann muss ich mich hingeben können. Sonst habe ich keine Chance, mit meiner Situation umzugehen.

Ein Dementer kann darüber, ob und wem er vertraut, eines Tages vielleicht nicht mehr entscheiden. Und dann?

Nikolaus Schneider: Darum ist es wichtig, in gesunden Tagen vorzusorgen. Ich bin davon überzeugt: Auch in der Demenz kann Leben immer noch lebenswert sein. Ich habe mit Menschen gesprochen, die jahrelang ihre dementen Eltern begleitet haben und alles schrecklich fanden. Aber zugleich machten sie die Erfahrung, dass ihre Eltern in der neuen Identität, in der sie dann lebten, ganz zufrieden und glücklich wirkten. Jedenfalls wollten sie ihr Leben nicht aufgeben. Inge Jens hat in einem Interview geschildert, wie ihr Mann, der verstorbene Tübinger Professor für Rhetorik Walter

Jens, der sich jahrelang für Sterbehilfe ausgesprochen hatte, am Ende seines Lebens auch sagte: „Nicht totmachen, nicht totmachen." Er war pflegebedürftig und dement, er konnte sich nicht mehr orientieren und sich kaum noch äußern. Neben Phasen der Depression war es ihm auch wichtig, am Leben zu bleiben.

Hermann Gröhe: Bei Demenz ist die Familie im späteren Krankheitsverlauf häufig stärker auf Hilfe angewiesen als der Demente selbst. Hier wird noch einmal deutlich, dass der Tod kein isoliertes Geschehen ist, das nur einen Einzelnen angeht, sondern dass der Prozess von schwerster Erkrankung und Sterben immer in einem persönlichen Umfeld stattfindet. Die Verwandten machen manchmal sehr schmerzhafte Erfahrungen: Das reicht vom „ignoriert werden" bis zu körperlichen Attacken durch den Erkrankten. Es gibt demente Menschen, die werden irgendwann aggressiv, gegen sich selbst und gegen andere. Dann brauchen vor allem auch die Angehörigen Unterstützung und Rat.

Ziehen Sie daraus nun den Schluss, dass der Einzelne, weil sozial eingebunden, nie frei ist, allein über das Ende seines Lebens zu entscheiden?

Hermann Gröhe: Nein, er ist frei.

Wie das?

Hermann Gröhe: Das Grundgesetz garantiert uns Selbstbestimmung. Die Selbsttötung und ihre Unterstützung sind straffrei.

Ich finde es aber wichtig zu sehen, dass die Ausübung dieser Freiheit andere Menschen sehr stark berühren kann. Die Freiheit des Grundgesetzes ist nicht die Freiheit des Heranwachsenden, der unter Freiheit versteht: „Ich mach, was ich will."

Auch hat unsere Rechtsordnung eine eindeutige Ausrichtung auf den Lebensschutz. Sie verpflichtet uns dazu, darauf zu achten, ob ein Selbsttötungswunsch nicht aus einer psychischen Erkrankung entsteht, zum Beispiel aus einer Depression. Dann ist auf jeden Fall keine Hilfe zur Selbsttötung, sondern Hilfe zum Leben geboten. Der Mensch, der sich selbst töten will, will in der Regel gar nicht seinen vorzeitigen Tod, er will nur so wie bisher – etwa in Verzweiflung oder in Einsamkeit – nicht weiterleben. Da muss man gemeinsam darum ringen, ob ihm ein anderes Leben ermöglicht werden kann.

Würde und Selbstbestimmung sind auf jeden Fall nicht das Gleiche! Auch wer durch eine schwere Behinderung oder aus anderen Gründen zur Selbstbestimmung nicht in der Lage ist, hat durch sein pures Menschsein eine uneingeschränkte Würde – und sein Leben ist kein bisschen weniger wert und kein bisschen weniger schützenswert.

Verpflichtet unsere Würde uns aber zum Leben?

Hermann Gröhe: Nein, es wäre sehr seltsam, wenn wir eine abstrakte Lebenspflicht behaupten würden, die der Staat dann womöglich noch mithilfe des Strafrechts durchsetzt. Aber in einer Zeit, da manche die Selbsttötung geradezu zum wahren Akt menschlicher Freiheitsausübung verklären, möchte ich daran erinnern, dass Menschen, wenn sie sich im Nahbereich anderer töten, ihren Nächsten ebenfalls etwas antun. Unsere Rechtsordnung kennt keine Strafbarkeit der Selbsttötung…

… und bisher auch keine Strafbarkeit des assistierten Suizids.

Hermann Gröhe: Genau. Die Rechtsordnung schweigt aus gutem Grund zu solchen Lebensdramen. Als Abgeordneter trete ich allerdings dafür ein, geschäftsmäßige, organisierte Selbsttötungsbeihilfe unter Strafe zu stellen.

Derzeit gibt es in Deutschland 10 000 Suizide im Jahr, über 100 000-mal wird es versucht. Sehr häufig sind behandelbare seelische Erkrankungen der Grund. Psychologen sagen uns auch, es scheitern so viele Versuche, weil sie eigentlich Hilferufe sind. Da spielen sich menschliche Dramen ab. Leider wird in vielen Fällen zu spät reagiert. Depression ist nach wie vor ein Tabuthema. Inzwischen gibt es aber durchaus eine wachsende Offenheit, darüber zu sprechen, was gut ist.

Soll auch die Beihilfe zum Suizid straffrei bleiben?

Hermann Gröhe: Solange sie nicht in organisierter Form geschieht: ja! Dass ein Mensch einem anderen Menschen beim Suizid beisteht, das will ich aus dem Strafrecht heraushalten. Und ich will auch kein Sonderstrafrecht für Ärzte, will das Vertrauen zwischen Patient und Arzt gerade in Extremsituationen schützen. Aber ich finde es richtig, dass das Standesrecht für Ärzte klarstellt: Selbsttötungshilfe ist keine ärztliche Aufgabe.

Ärzte, die Suizidbeihilfe leisten, können ihre Approbation verlieren.

Hermann Gröhe: Das ist in den letzten Jahrzehnten kein einziges Mal vorgekommen. Die ärztliche Selbsttötungshilfe widerspricht der Orientierung des ärztlichen Berufes auf den Lebensschutz, weshalb sie vom Standesrecht her untersagt wird. Das bedeutet nicht, dass eine andere Gewissensentscheidung eines Arztes immer und ausnahmslos berufsrechtlich „bestraft" wird. Hier habe ich großes Vertrauen in die Vernunft und das Augenmaß der Ärzteschaft. Die zuständige Ärztekammer wird den Einzelfall, wenn er ihr vorgelegt wird, prüfen und bewerten, ob eine besondere Notsituation vorlag, die einen Sanktionsverzicht rechtfertigt. Eine solche Notsituation aber vorab und regelmäßig anzunehmen, wäre eine Aufweichung des ärztlichen Standesrechts und Berufsethos – ein Irrweg. Wer den extremen Ausnahmefall im Namen der Rechtssicherheit normieren will, riskiert, dass ärztliche Suizidbeihilfe mehr und mehr als Normalfall, als Behandlungsvariante gesehen wird. Kluge Anwendung des Rechts im Einzelfall ist besser als fragwürdige Aufweichung des Rechts! Im Übrigen gibt es keine strafbewehrte Verpflichtung, dass ein Arzt den Patienten zum Weiterleben zwingt.

Im Gegenteil. Wenn ein Arzt einen Sterbewilligen gegen dessen Willen „rettet", kann das als Körperverletzung gewertet werden.

Nikolaus Schneider: Es gibt keinen Zwang zum Leben. Ganz klar.

Indem die Ärzteschaft aber Suizidbeihilfe auch in wohlbegründeten Fällen ablehnt, zwingt sie gewissermaßen den Sterbewilligen, sich einen Revolver zu besorgen oder weiterzuleben. Die Giftcocktails bleiben im Giftschrank. Ist das nicht doch übergriffig, auf eine indirekte Art?

Hermann Gröhe: Nein! Es gibt kein Recht auf professionelle Hilfe zur Selbsttötung, zumal dann ganz schnell auch danach gerufen wird, dass der Arzt das Tötungsgeschehen überwacht, seinen „Erfolg" sicherstellt, also Tötung auf Verlangen begeht.

Ich sehe es als meine Aufgabe, darauf zu achten, dass wir nicht für Ausnahmen eine Tür öffnen, die sich dann nicht mehr schließen lässt. Die Jungen Liberalen fordern bereits, dass auch Kinder ein Recht haben müssen, aktive Sterbehilfe zu bekommen. Diese Tür will ich gar nicht erst öffnen.

Aber Herr Gröhe, das ist eine Umkehrung unseres Problems. Niemand will hier über anderer Leute Leben entscheiden, es gar als lebensunwürdig qualifizieren und durch Euthanasie beenden. Es geht vielmehr darum, ob ein Sterbewilliger sich ärztliche Hilfe erbitten und ob der Arzt unterstützend tätig werden darf, ohne Sanktionen fürchten zu müssen. Wer seine Approbation verlieren kann, wenn er hilft, wird in der Regel lieber nichts tun. Wo also ist die Anlaufstelle für Sterbenskranke?

Hermann Gröhe: Das Verhältnis zwischen Patient und Arzt sollte so vertrauensvoll sein, dass *alles* angesprochen werden kann, auch ein eventueller Suizidwunsch und die Bitte um Hilfe dabei.

Der Arzt, die Ärztin wird damit verantwortlich umgehen – und das heißt in der Regel: bei Lebensmüden die Möglichkeiten der Suizidprävention nutzen, bei Sterbenskranken die der Palliativmedizin. Das ist die Norm ärztlichen Handelns. Wie gerade schon gesagt, beurteilt die Ärzteschaft Übertretungen der Norm im Einzelfall offensichtlich mit Augenmaß.

Dem leidenden Menschen schuldet weder die Ärzteschaft noch die Gesellschaft als Ganzes Selbsttötungshilfe, sondern Solidarität und gute Palliativ- und Hospizversorgung. Und wenn er sagt: „Ich will keine Lebensverlängerung mehr!", dann haben wir das zu respektieren. Das ist durch Gesetz und Gerichte auch klargestellt. Aber die Extremfälle, wo jemand aktive Sterbehilfe oder Selbsttötungshilfe sucht, sollen wir die wirklich zum Ausgangspunkt einer Veränderung von Normen machen? Welche Signalwirkung hätte das? Welche Auswirkungen auf verzweifelte Menschen?

Aber Sie selber wollen die Norm doch ändern.

Hermann Gröhe: Zuallererst bauen wir jetzt die Hilfe massiv aus! Das ist mein vorrangiges Ziel! Strafrechtlich will ich als Abgeordneter nur die geschäftsmäßige Selbsttötungshilfe verbieten. Und da hat die Bundestagsdebatte im November 2014 gezeigt, dass viele Abgeordnete das ähnlich sehen. Selbsttötungshilfe ist kein Geschäftsmodell und keine Behandlungsvariante wie etwa Schmerztherapie.

Und was die sogenannte „aktive Sterbehilfe" angeht, da sage ich ganz klar: Ich will keine Ausnahme vom strafrechtlichen

Verbot der Tötung auf Verlangen! Kann ich mir in meiner Fantasie Fälle ausmalen, wo eine solche Straftat im Extremfall begangen wird und dies doch nicht mit Gefängnisstrafe geahndet werden sollte? Ja, das kann ich. Hier wäre der Anwalt gefordert, nicht der Gesetzgeber. Ein schweres ethisches Dilemma lässt sich nicht im Wege der Gesetzgebung vorab lösen – ohne fatale Folgen für die Wertschätzung des Lebens.

Das klingt doch sehr liberal. Wo ist eigentlich das Problem?

Hermann Gröhe: Ich will nicht, dass Extremfälle zur Normaufweichung genutzt werden. Das führt in die Irre. Lassen Sie es mich wiederholen: Wir haben ganz andere Themen als die „Normalisierung" der Selbsttötungshilfe. Wir brauchen mehr Hilfen für Lebensmüde durch bessere Angebote für seelisch Kranke. Und wir haben noch Umsetzungsdefizite in der Palliativmedizin und in der Hospizversorgung, im Bereich der Pflege.

Palliativmedizin war lange kein Prüfungspflichtfach für Mediziner, vielleicht liegt es daran, dass es noch einige Defizite in der Umsetzung gibt.

Hermann Gröhe: Aber jetzt ist sie es. Für die junge Medizinergeneration ist Palliativmedizin verpflichtender Teil der ärztlichen Ausbildung. Und für die Ärztinnen und Ärzte, die schon länger im Berufsleben stehen, gilt ein klarer Fortbildungsauftrag. Viele Ärztinnen und Ärzte nutzen dies, unterstützen sich in Netzwerken.

Trotzdem gibt es Krebskranke, die an ihren Schmerzen regelrecht krepieren – bei Hirntumoren, aber auch durch die Metastasenbildung in den Knochen bei allen möglichen Arten von Krebs. Dieses Problem entsteht makabererweise dadurch, dass die Onkologie solche Fortschritte gemacht hat. Die Krebskranken leben länger. Aber sie kommen auch in extreme Leidenssituationen, die es früher nicht gab, weil der Kranke eben schon vorher starb. Das ist nun kein Plädoyer gegen Krebstherapie. Aber man sollte sich über die Folgen auch nicht täuschen.

Nikolaus Schneider: Das ist sicher richtig, und ich möchte gerne auf die Situation der Betroffenen eingehen. Wenn jemand nicht mehr leben will, dann will ich das respektieren. Und ich will einem leidenden Menschen nicht mit theologischen Argumenten sein Selbstbestimmungsrecht einschränken. Es kann gute Gründe geben, aus dem Leben zu gehen, und schlechte, am Leben zu bleiben. Mit diesem Gedanken öffnet Bonhoeffer eine Reflexionsmöglichkeit, wie Christenmenschen mit Extremsituationen umgehen können.

Ich möchte Ihr letztes Argument einmal umdrehen. Wenn man den „Gnadenschuss" oder den Suizid unter Extrembedingungen nicht für die Allgemeinheit regeln kann, warum sollen wir dann mit einer allgemeinen Regel die Entscheidungsfreiheit des Einzelnen beschränken?

Nikolaus Schneider: Es geht uns hier doch um eine allgemeine Regelung, die allen Menschen unserer Gesellschaft zugute kommen soll. Das Recht auf Selbsttötung des Einzelnen steht dabei nicht zur Debatte. Allerdings kann der Einzelne nicht erwarten, dass er einen Rechtsanspruch auf alle Mittel hat, die seinen Bedürfnissen beim Akt der Selbsttötung dienen. Der Begriff Extremsituation bringt ja schon zum Ausdruck, dass ihre Umstände nicht verallgemeinerbar sind. In Extremsituationen muss man entscheiden, ob die Regeln, nach denen man unter normalen Umständen gelebt hat, tragfähig sind. Und dann sollte man die Freiheit haben, wieder im Bonhoefferschen Sinne, die bisherigen Regeln anzuwenden oder auch nicht.

Das hieße aber, wir müssen bei gesetzlichen Regelungen aufpassen, dass sie den Extremfall nicht ausschließen, sondern mit im Blick haben: nämlich so weit, dass sie Ihren Bonhoefferschen Freiheitsraum nicht begrenzen.

Nikolaus Schneider: Genau. Der Freiheitsraum ist ein Vertrauensraum, der auch für Sterbende und die sie begleitenden Menschen erhalten bleiben soll. Den dürfen wir nicht überregulieren. Freiheit und Vertrauen wollen wir nicht einschränken. Davor würde ich auch immer warnen. Darüber hinaus gilt ganz grundsätzlich: Es wäre ein Missverständnis anzunehmen, dass dieser Freiheitsraum in jedem Fall staatlich gewährt werden muss. Er ergibt sich vielmehr unter den Bedingungen unterschiedlicher Gesellschaftsordnungen aus den Lebensfundamenten des einzelnen Menschen, das heißt für uns Christen: aus dem Glauben.

Für Sie als Christ und Privatmann mag das zutreffen. Aber mit Verlaub, lieber Herr Schneider, die Kirchen mischen sich mit theologischen Argumenten natürlich in die Debatte um eine gesetzliche Normierung der Sterbehilfe ein. Der wichtigste Punkt ist auf christlicher Seite die sogenannte „Unverfügbarkeit des menschlichen Lebens". Das heißt, Anfang wie Ende unseres Lebens liegen in Gottes Hand. Das kann ich als Christ natürlich so sehen. Aber darf ich versuchen, daraus eine gesetzliche Norm abzuleiten, die für alle gilt? In Deutschland könnte jetzt die Sterbehilfe durch neue Gesetze noch mehr erschwert werden, und Kirchenvertreter unterstützen das.

Nikolaus Schneider: Wir beteiligen uns als Kirche am öffentlichen Diskurs, wir werben für unsere Wertvorstellungen. Und ich finde es völlig legitim, mehr noch, ich finde es notwendig, wenn unsere Überlegungen in die politische Debatte Eingang finden. Wir werden ja sehen, was sich am Ende durchsetzt. Und die Kirchenrepräsentanten werden als gute Demokraten auch akzeptieren, was das Parlament entscheidet.

Im Übrigen sagt unsere Kirche nur, dass die Selbsttötung nicht zum normalen Ausweg werden darf. Das Extreme ist nicht das Normale. Wir können nicht so tun, als wäre es normal und wünschenswert, sich selber zu töten. Selbsttötung und auch die Beihilfe dazu muss die Ausnahme bleiben.

Fällt es Ihnen eigentlich schwer, über dieses persönliche und schmerzliche Thema öffentlich zu streiten, gerade jetzt, wo ihre Frau und Sie selbst direkt betroffen sind?

Nikolaus Schneider: Ich finde das Öffentliche nicht so dramatisch. Ich finde es eher gut, dass unsere ethischen Prinzipien nicht blass und abstrakt bleiben. Sie müssen sich im Leben bewähren. Erst das macht sie authentisch und überzeugend. Und das erleichtert mir wieder die abstrakte Diskussion. Ich habe keine Freude daran, mich völlig losgelöst vom Leben in theoretischen Welten zu bewegen, um wie bei einem Glasperlenspiel die Argumente ohne Bezug zum gelebten Leben hin und her zu schieben. Theologie ohne Bezug zum Leben ist irrelevant. Theologie überzeugt nicht allein durch Logik, sondern weil sie sich praktisch bewährt. Außerdem waren Anne und ich schon durch das Leben im Pfarrhaus eine gewisse Öffentlichkeit immer gewohnt.

Wie gelingt es Ihnen, dass die eigene Trauer, die Angst Sie in der Öffentlichkeit nicht überwältigt?

Nikolaus Schneider: Im Moment bewegt mich weniger Angst als mehr die Dankbarkeit dafür, dass es Anne so gut geht. Und dann: Es gibt ja nicht nur Trauer angesichts einer Krankheit, sondern auch einen Alltag mit Sterben und Tod. Das haben wir schon einmal erlebt, als unsere Tochter Meike todkrank war.

Ganz, ganz viele Dinge waren damals, auch in der Ausnahmesituation der schweren Erkrankung, einfach alltäglich. Wenn es Meike so gut ging, dass wir essen gehen konnten, oder ins Kino. Wenn wir zusammen einkaufen gingen oder über Gott und die Welt diskutierten. Das machte uns stark. Diese gemeinsamen, positiven Momente haben wir gebraucht.

Ich sitze deshalb jetzt nach Annes Diagnose nicht wie das Kaninchen vor der Schlange und bin wie erstarrt, sondern wir leben mit der Gefährdung. Hinzu kommt die Erfahrung, dass ich in schwierigen Situationen gehalten bin – über meine eigenen Kräfte hinaus. Diese Erfahrung habe ich schon als junger Pfarrer bei den Beerdigungen gemacht. Das Glaubensbekenntnis trägt. Auch bei Meikes Sterben merkte ich, als ich am Ende war und gar nichts mehr konnte, dass ich trotzdem Halt hatte.

Finden Sie als Seelsorger den Wunsch, das eigene Sterben zu bestimmen, legitim?

Nikolaus Schneider: Ich weiß nicht, ob legitim die richtige Kategorie ist. Wer hat das Recht, hier über Legitimität zu entscheiden, wenn nicht derjenige, der das Leben gibt und das Leben nimmt, und der das Leben überhaupt ist – nämlich Gott selber.

Habe ich als Mensch das Recht, über die Legitimität eines Lebens zu urteilen? Wer bin ich denn?

Verstehen das alle – und nicht nur die Christen?

Nikolaus Schneider: Auch wenn Menschen mit meiner Gottesvorstellung nichts anfangen können, gilt doch auch für sie der Satz von Theokrit aus dem 3. Jahrhundert vor Christus: „Ein Mensch hofft, solange er lebt". Das ist der Normalfall. Aber es gibt auch Menschen, deren Lebenshoffnung erstorben ist, die nicht mehr leben wollen und nicht mehr können.

Was sind die Gründe?

Nikolaus Schneider: Manche Menschen können es bei sich selbst nicht mehr aushalten, nicht mehr in ihrem Leben, nicht mehr in der Familie, nicht mehr in der Welt. Das ist nur ein kleiner Prozentsatz, marginal im Verhältnis zum Rest der Menschheit, aber das Problem ist da. Über die je konkreten Gründe habe ich nicht zu urteilen sondern ich will vielmehr eine menschliche Grundsolidarität hochhalten.

Was heißt das denn konkret?

Nikolaus Schneider: Ich habe mich in solchen Fällen immer sehr bemüht, für das Leben zu werben, habe mit den Sterbewilligen gerungen, um ihnen das Dasein schmackhaft zu machen. Dabei bin ich auch gescheitert, nicht nur einmal. Das empfand ich als großes Versagen und musste lernen, Grenzen des durch mich Erreichbaren zu akzeptieren. Ich habe begriffen, dass der Wunsch zu sterben übermächtig werden kann. Jetzt kann man viel mit Psychologen reden, die sich um solche Sterbewilligen bemühen – aber am Ende wissen wir nie genau, warum ein Mensch sich selbst tötet. Oft ist der Sterbewunsch tatsächlich ein Hilfeschrei – dann kann man wirklich helfen. Aber oft ist der Wunsch auch Ausdruck dessen, dass der Lebenswille eines Menschen irreparabel gebrochen ist. Wenn das so ist, müssen wir einen solchen Menschen in seiner Not annehmen, statt ihn zu verurteilen. Es wäre unbarmherzig, ihm auch noch moralischen Druck zu machen.

Gott sei Dank haben die Kirchen ja den Anspruch aufgegeben, den Stab über solche Menschen zu brechen. Beide großen Kirchen in Deutschland sind sich einig, dass es allein bei Gott liegt und nicht bei uns, über diesen Schritt zu urteilen. Und wir sind uns auch einig, einem Menschen, der sich selbst tötet, die christliche Beerdigung nicht zu verweigern – auch als letzten Dienst am Verstorbenen und seinen Angehörigen, die ja oft traumatisiert sind.

Ist Selbstmord in Ihrer Kirche noch eine Todsünde?

Nikolaus Schneider: Es gibt eine starke Szene in einem Film über Martin Luther, da beerdigt er eigenhändig einen Selbstmörder auf dem Friedhof. Das stand im Widerspruch zur kirchlichen Tradition seiner Zeit. Ich weiß zwar nicht, ob das historisch verbürgt ist. Aber es macht klar, dass angesichts eines Suizids Barmherzigkeit und nicht die Härte des dogmatischen Urteils unser Handeln bestimmen soll. Eine Todsünde wäre eine Sünde, die dem Menschen nicht vergeben wird. Sie führt uns an einen Punkt, an dem Gott uns nicht mehr annehmen und rechtfertigen will und wird. Aber kann Theologie einen solchen Punkt aus der Sicht Gottes definieren? Für mich wäre das Anmaßung. Nach meiner theologischen Einsicht ist es nicht möglich, ein konkretes menschliches Handeln mit dem Begriff „Todsünde" zu qualifizieren. Ich meine: Wie Gott sein letztgültiges Urteil über einen Menschen fällt, ist seine Sache und nicht die meine.

Als evangelische Kirche betrachten wir eine Selbsttötung grundsätzlich als ethisch nicht begründbare Handlung. Aber wir müssen auch Grenzfälle einräumen, die von unseren ethischen Reflexionen nicht mehr bestimmt werden können: Das Leben ist ein permanenter und von uns Menschen nicht immer zu gewinnender Kampf gegen den Tod – auch wenn der Tod von Gott letztendlich überwunden ist. Kreuz und Auferstehung Christi bezeugen uns das. Zu den Todesmächten gehören auch Streit und Gewalt, Verleumdung und Lüge – weil sie das Leben infrage stellen und zerstören können. Es gibt auch so etwas wie einen sozialen Tod.

Und das Ende der Hoffnung.

Nikolaus Schneider: Zum Beispiel. Dagegen tritt die Kirche überall an. Wenn Sie so wollen, ist unser Glaube ein Protest gegen den Tod und Ausdruck einer Hoffnung, die über den Tod hinausgeht. Wenn ein Mensch sein Leben nicht mehr aushält, gehört das zur Realität des Lebens – und auch den, der sein Leben selbsttätig beendet, befehlen wir der Gnade Gottes an. Das ist eine schöne Formulierung am offenen Grab: „Wir legen dich in Gottes Acker und befehlen dich seiner Gnade. Erde zu Erde, Asche zu Asche, Staub zu Staub – in der Hoffnung der Auferstehung zum ewigen Leben." In diese Formulierung beziehe ich Menschen, die ihren Tod selbst herbeigeführt haben, mit ein. Ich hoffe auch auf ihre Auferstehung zum ewigen Leben.

Gibt es das heute noch in Deutschland, dass Selbstmörder nicht auf dem Kirchhof beerdigt werden?

Nikolaus Schneider: Nein, das gibt es nicht mehr. Ich vermute, dass das noch bis in die 1950er-Jahre hinein üblich war. In dieser Sache haben sich das theologische Bewusstsein und die kirchliche Praxis geändert.

Ihre Frau begründet das christliche Recht auf Freitod mit der Freiheit eines Christenmenschen. Wie weit reicht diese Freiheit wirklich, und wie verhält sie sich zum Warnwort von der Unverfügbarkeit des Lebens?

Nikolaus Schneider: Gott fordert den Menschen zum verantwortlichen Handeln heraus, also auch zur Freiheit. Das ist der tiefere Sinn des Satzes, dass Gott den Menschen zu seinem Bilde geschaffen hat. Wir sind Kooperationspartner Gottes geworden und haben von ihm einen Raum der Freiheit bekommen, den wir gestalten sollen. Bis hierhin stimme ich mit meiner Frau theologisch überein. Unsere strittige Frage ist: Gehört der Akt der Beendigung des irdischen Lebens mit in den von Gott geschenkten Freiheitsraum? In diesem Raum sollen wir meines Erachtens um das Leben kämpfen, um Gerechtigkeit, um Frieden, Solidarität, Barmherzigkeit, die Nähe zu den Armen, den Menschen mit Behinderung und den Verzweifelten – damit keiner verloren geht.

Auch der Selbstmörder nicht?

Nikolaus Schneider: Natürlich nicht. Keiner soll verloren gehen – auch der Selbstmörder nicht. Nochmals: Niemals würde ich einen solchen Menschen verurteilen. Das soll weder der Strafrichter noch die Kirche, das bleibt allein Gottes Urteil vorbehalten.

Der Satz „Gott ist ein Freund des Lebens" ist mir in diesem Zusammenhang sehr wichtig. Deshalb sollen wir diese Freundschaft in der Welt erfahrbar machen. Christen sollen diese Liebe, die von Gott kommt, mit ihrem irdischen Leben ausstrahlen.

Was ist heute Ihr stärkstes Argument gegen die Sterbehilfe?

Nikolaus Schneider: Meine Sorge: Wenn aktive Sterbehilfe zur Normalität wird, öffnen wir eine Tür dazu, das Leben als nicht mehr lebenswert zu qualifizieren. Menschen könnten dann auch sich selbst oder anderen die Lebenswürde absprechen, wenn sie unheilbar krank sind, wenn ihnen Demenz droht, wenn sie alt und einsam sind. Den Freitod eines Menschen kann ich nicht als Ausdruck seiner Menschenwürde verstehen. Der Tod hat keine Würde, nur das Sterben kann Würde haben.

„Du sollst nicht töten" – weil es entwürdigend ist?

Nikolaus Schneider: Der Würde-Begriff ist für mich immer lebensbezogen. Dasselbe gilt auch für den Autonomie-Begriff und den freien Willen. Freien Willen im Tod gibt es nicht.

Den freien Willen zum Freitod gibt es schon. Deswegen heißt es ja auch so.

Nikolaus Schneider: Aber auch dieser freie Wille kann sich nur im Leben entfalten, selbst wenn er den Tod herbeiführt.

Diese strikte Trennung zwischen Leben und Tod wirkt nur sehr künstlich, wenn ein Mensch, gar ein Christ, aus schierem Leid nicht mehr leben will. Das bedeutet ja nicht, dass er ein Gottesgeschenk wegwerfen will. Sondern er kann das „Geschenk" und dessen Konsequenzen nicht mehr ertragen.

Nikolaus Schneider: Darüber würde ich nie urteilen. Aber dass eine Norm abgeleitet wird aus menschlichen Ausweglosigkeiten, aus Situationen, in denen einer nicht mehr leben will oder kann – das lehne ich ab.

Hermann Gröhe: Das sehe ich genauso. Ich möchte den Blick noch einmal auf die grundsätzliche Dimension des Lebensschutzes richten. Wenn heute viele fordern, dass der Einzelne selbst bestimmen dürfen soll, wie er aus dem Leben scheidet, ist dies das eine. Das Recht bietet hier auch über den erklärten Patientenwillen, die Patientenverfügung und die Vorsorgevollmacht weitgehende Möglichkeiten.

Aber die Rechtsordnung unseres Gemeinwesens ist auf den Lebensschutz ausgerichtet. Das können und dürfen wir nicht ändern, weil Einzelne ihr Recht auf Selbstbestimmung so verstehen, als müsste der Staat ihnen Selbsttötungshilfe gleichsam garantieren. Das ist nicht mein Verständnis. Keiner steht allein – er ist Teil einer Gemeinschaft, deren Zusammenleben durch Regeln überhaupt erst möglich wird. Das Recht schützt dabei vor allem den Schwächeren, den Wehrlosen.

Die Debatte im Bundestag im November 2014 hat gezeigt: Kein Abgeordneter will das Tötungsverbot aufweichen und sogenannte „aktive Sterbehilfe" als ärztliche Behandlungsmöglichkeit einführen. Auch die Autonomie des Menschen kann kein Tötungsverlangen rechtfertigen, sodass Tötung durch einen anderen straffrei gestellt wird. Dies spiegelt sich in den allermeisten Rechtsordnungen – und dies über kulturelle und religiöse Prägungen hinaus.

Sosehr mich mein Glaube als Christ in diesen Fragen motiviert – inhaltlich bestimmen mich als Politiker die Wertentscheidungen unserer Rechtsordnung.

Was muss sich aus Ihrer Sicht ändern, wo müssen wir hinkommen?

Hermann Gröhe: Wir müssen eine Kultur des Lebens entwickeln, in der Sterbende, aber auch Lebensmüde bestmögliche Hilfe erhalten. Das ist das Wichtigste! Und bei meinem Wunsch, die organisierte Selbsttötungsbcihilfe unter Strafe zu stellen und auf eine ausdrückliche zivilrechtliche Zulässigkeit der ärztlichen Suizidassistenz zur Aushebelung berufsrechtlicher Beschränkungen zu verzichten, geht es immer um den einen, gemeinsamen

Punkt. Selbsttötungsbeihilfe als Behandlungsvariante würde den Lebensschutz insgesamt untergraben.

Einige tun so, als müsste man aufgrund der Autonomie des Einzelnen geschäftsmäßig angebotene Selbsttötungshilfe oder gar Tötung auf Verlangen erlauben. Das hat jedoch nichts miteinander zu tun.

Juristisch vielleicht nicht, lebensweltlich schon. Es geht keineswegs darum, das Töten zu erlauben. Sondern nur darum, den ärztlich assistierten Suizid nicht zuungunsten Schwerstkranker unmöglich zu machen.

Hermann Gröhe: Um das Prinzip des Lebensschutzes durchzusetzen, greift das Recht an verschiedenen Stellen in die Autonomie des Menschen ein. Das ist ein geltender Grundsatz. Ich halte ihn für unaufgebbar. Der Eingriff muss verhältnismäßig sein. Das sehe ich im konkreten Fall als gegeben an: Am rechtlichen Rahmen ärztlichen Handelns will ich nichts ändern. Ich will allerdings verbieten, Selbsttötungshilfe geschäftsmäßig anzubieten, auch wenn dies durch einen Arzt geschieht. Einzel- und Extremfälle sind davon völlig unberührt. Nur lässt sich von denen aus kein Rechtsanspruch ableiten.

Was heißt eigentlich „Extremfall"? Es wird ja immer der Eindruck erweckt, es gehe um verschwindend wenige Menschen. Dem steht entgegen, dass Sterbehelfer wie Uwe-Christian Arnold geradezu mit Patientenanfragen überschüttet werden. Und die Leute, die bei ihm anklopfen, sind nicht alle lebensmüde. Als in einer deutschen Studie gefragt wurde: „Können Sie sich vorstellen, im Falle schwerster Krankheit und Hilflosigkeit Sterbehilfe in Anspruch zu nehmen?", da antwortete die Mehrheit ganz klar mit ‚Ja'.

Hermann Gröhe: Die allermeisten Suizide und Suizidversuche geschehen aus Verzweiflung oder aus einer Depression. Fachleute kritisieren, dass geschäftsmäßige Suizidhelfer oft Menschen bei der Selbsttötung unterstützen, die therapeutische Hilfe und menschliche Zuwendung gebraucht hätten. Ich finde die angebliche Nachfrage bei geschäftsmäßigen Suizidhelfern kein gutes Argument. Und die von Ihnen zitierte Mehrheit in Befragungen erklärt sich meines Erachtens vor allem aus Unkenntnis der bestehenden rechtlichen Möglichkeiten, Behandlungen zu untersagen oder optimale Schmerztherapie zu verlangen. Was die Straffreiheit der Suizidassistenz angeht, so ist es juristisch entscheidend, dass zu jedem Moment der Selbsttötung die Tatherrschaft uneingeschränkt bei dem Sterbewilligen selbst liegt. Sonst handelt es sich um strafbare Tötung auf Verlangen.

Was heißt das praktisch?

Hermann Gröhe: Der Helfer darf ein Mittel zur Selbsttötung bereitstellen, aber es dem Patienten nicht einflößen.

Das klingt danach, dass die Grenzen fließend sind – oder?

Hermann Gröhe: Aus Sicht der Unterstützenden ist es sicher ein gewichtiger Unterschied, dass der Sterbewillige die Handlung selbst vollzieht. Wenn man allerdings davon ausgeht, dass die Autonomie des Menschen ihn berechtigt, sein Leben mit professioneller Hilfe beenden zu dürfen, macht es keinen so großen Unterschied, ob ich, erstens, physisch selbst in der Lage bin, ein tödliches Medikament einzunehmen, ob mir dies zweitens durch bestimmte Automaten ermöglicht wird oder ob ich drittens verlange: Tötet mich! Deswegen gibt es in den Niederlanden und in Belgien die gesetzlich geregelte, zulässige ärztliche Tötung auf Verlangen und nicht nur die zulässige ärztliche Suizidassistenz. Das ist in sich logisch – und unterstreicht aus meiner Sicht die Gefährlichkeit der Argumentation und eines ersten Schrittes in diese Richtung. In beiden Ländern wird inzwischen die Tötung auf Verlangen weit häufiger in Anspruch genommen als die ärztliche Suizidassistenz.

Was sagen denn deutsche Ärzte dazu?

Hermann Gröhe: Die ganz große Mehrheit der Ärztinnen und Ärzte lehnt eine gesetzlich geregelte zulässige ärztliche Tötung auf Verlangen eindeutig ab. Eine Minderheit kann sich allerdings vorstellen, unter gewissen Umständen Selbsttötungshilfe zu leisten. Aber dies widerspricht der 2011 mehrheitlich angenommenen Musterberufsordnung. Diese hält fest: Selbsttötungshilfe ist keine ärztliche Aufgabe. Wohin die Aufweichung dieser Norm führen würde, habe ich gesagt: zur Tötung auf Verlangen. Deshalb bin ich der Ärzteschaft sehr dankbar für ihre klare Position.

Herr Schneider, wo sehen Sie den Unterschied zwischen Tötung auf Verlangen und Beihilfe zum Suizid?

Nikolaus Schneider: Bei der Beihilfe zum Suizid ist derjenige, der hilft, nicht derjenige, der tötet. Er begleitet jemanden, er besorgt vielleicht das todbringende Medikament, er unterstützt den Lebensmüden dabei, seinen Plan in die Tat umzusetzen. Für mich eine bedrängende Vorstellung.

Aber es kann auch falsch sein, jemanden mit seinem Suizid alleine zu lassen. Aus seelsorglicher Perspektive sollte es auch einem Arzt nicht verboten sein, im Zimmer zu bleiben, während der Sterbewillige das tödliche Medikament einnimmt.

Momentan muss der Arzt den Raum verlassen, weil er sonst seine Garantenpflicht verletzt, einem Menschen in Lebensgefahr zu helfen.

Nikolaus Schneider: Hier verstehe ich die Rechtslage nicht. Wenn der erklärte Wille des Patienten gilt, muss man ihn doch sterben lassen. Auch wenn er den Giftcocktail nimmt und der Arzt währenddessen im Zimmer ist. Der Patientenwille zu sterben erlischt doch nicht in dem Moment, wo er von dem tödlichen Medikament ohnmächtig wird. Und derselbe Arzt, der das Medikament besorgt hat, kann dem Sterbewilligen doch nicht plötzlich den Magen auspumpen – weil er durch die Garantenpflicht dazu gezwungen ist.

Mit anderen Worten, Sie würden dafür plädieren, dass der Arzt, der helfen darf, indem er das Medikament besorgt, auch helfend während des Suizids dabeibleiben darf?

Hermann Gröhe: Dass sich mancher wünscht, der Arzt möchte den „Erfolg" der Selbsttötungshilfe gleichsam verbürgen, zeigt, dass hier häufig eigentlich ärztliche Tötung auf Verlangen gemeint ist. Deswegen bin ich dafür dankbar, dass das Berufsrecht hier über das Strafrecht hinausgeht.

Und diese beiden Vorgaben kollidieren dann in der Praxis?

Hermann Gröhe: Nein! Dass das Standesrecht über das in seinen Sanktionsdrohungen ja weit schärfere Strafrecht hinausgeht, ist kein Widerspruch. Und das bliebe auch, wenn es zur Strafbarkeit organisierter Selbsttötungshilfe kommt, die auch ein Arzt begehen könnte.

Über weitergehende berufsrechtliche Sanktionen entscheiden die befugten staatlichen Stellen, wenn es überhaupt zu einem entsprechenden Antrag durch die zuständigen Stellen der Ärzteschaft kommt. Insofern kann die Selbsttötungsbeihilfe durch einen Arzt in bestimmten Notlagen auch ohne berufsrechtliche Konsequenzen bleiben. Dies ist strikt zu unterscheiden von der palliativmedizinischen Begleitung eines Sterbenden. Wenn der Arzt bei der Gabe eines hochdosierten Schmerzmittels weiß, dass dies vielleicht die Lebenszeit des Patienten verkürzen könnte, kommt es auf seine Absicht an: geht es um Schmerzlinderung oder darum, ein Leben vorzeitig zu beenden?

Wer will das am Ende nachweisen? Das ist sehr schwierig. Eigentlich unmöglich.

Hermann Gröhe: Das zeigt vor allem: Der heutige rechtliche Rahmen ist von großem Vertrauen in die Ärzteschaft geprägt. Schmerzlinderung kann ohne Furcht vor dem Staatsanwalt geschehen. Und das muss selbstverständlich so bleiben! Wir vertrauen auf verantwortliches Handeln in einem Bereich, der sich richterlicher Beweiserhebung weitgehend entzieht. Weil jeder weitergehende „Kontrollwunsch" ärztliches Handeln unmöglich machen würde.

Das klingt für mich nach Rechtsunsicherheit.

Hermann Gröhe: Nein! Die Erfahrungen mit der Rechtspraxis sind eindeutig. Ärztliches Handeln ist umfassend geschützt. Ermittlungen gab es nur bei Einzelfällen, wenn jemand in Talkshows sein „Angebot" der Selbsttötungshilfe geradezu anpreist. Diese Einzelfälle gefährden nicht mein Vertrauen in unsere Ärzte

Kontrolle ist gut, Vertrauen ist besser?

Hermann Gröhe: Ja, in gewisser Weise ist dies so. Denn es darf nicht sein, dass rechtsstaatliche Kontrollmechanismen das Vertrauensverhältnis zwischen Arzt und Patient zerstören.

Was ist also derzeit erlaubt? Und was soll erlaubt bleiben?

Hermann Gröhe: Ich sage noch einmal, was verboten ist, nämlich: die aktive Herbeiführung des Todes eines Menschen, auch
wenn er dies selbst will. Tötung auf Verlangen, verharmlosend
aktive Sterbehilfe genannt, ist in Deutschland strafbar. Und sie
sollte es auch bleiben. Überdies gibt es in dieser Frage keinen
Ruf nach einer grundsätzlichen Veränderung.

Und was ist nun erlaubt?

Hermann Gröhe: Selbsttötung ist nicht strafbar und damit auch die
einzelne Beihilfehandlung nicht. Wenn jemand sich umbringen
will und ein anderer besorgt ihm das Mittel oder er hilft ihm in
irgendeiner anderen Weise, dann ist dies in Deutschland straffrei.

*Gilt das auch, wenn ein Arzt ein entsprechendes Opiat in einer hohen
Dosierung verschreibt?*

Hermann Gröhe: Nein. Bei uns dürfen unmittelbar tödliche Medikamente vom Arzt nicht verschrieben werden. An diesem Punkt
kommt dann wieder das Standesrecht ins Spiel. Und ich bin froh,
dass die allermeisten Ärzte daran nichts ändern wollen. Wir haben vor einigen Jahren die Gründung eines Sterbehilfevereins
durch den ehemaligen Hamburger Justizsenator Kusch erlebt: Der
bot gegen Geld die Serviceleistung der Selbsttötungshilfe an.

Geschäftemacherei mit der Selbsttötungshilfe finde ich besonders verwerflich. Bereits die christlich-liberale Koalition

wollte die erwerbsmäßige, auf Gewinnerzielung abzielende Selbsttötungshilfe unter Strafe stellen. Damals haben uns unter anderen die Ärzteschaft und die beiden großen Kirchen aufgefordert, darüber hinauszugehen und jede geschäftsmäßige, also organisierte Selbsttötungshilfe unter Strafe zu stellen. Darauf konnte sich die seinerzeitige Koalition nicht verständigen. Allerdings haben sich CDU und CSU damals für eine solche weitergehende Lösung ausgesprochen. Nun werden wir dies ohne Erarbeitung einer Koalitons- oder Fraktionsauffassung anhand sogenannter Gruppenanträge aus der Mitte des Parlaments entscheiden. Dabei zeigt aus meiner Sicht die zwischenzeitliche Entwicklung, dass ein weitergehender Ansatz erforderlich ist. Denn „Sterbehilfe"-Vereine wie der Genannte haben ihr Geschäftsmodell verändert, zielen nicht mehr aufs Geschäft mit der einzelnen todbringenden „Dienstleistung".

Das war ziemlich clever.

Hermann Gröhe: Clever nenne ich das nicht! Inzwischen hat der Verein seine Bereitschaft zur Selbsttötungshilfe auch auf Fälle jenseits der tödlichen Erkrankung in der Endphase erweitert. Das zeigt eine Logik, die uns warnen muss!

Es wäre nur fatal, wenn der Versuch, Roger Kusch und seinem Verein Einhalt zu gebieten, dazu führen würde, dass es für betroffene Sterbewillige noch schwieriger wird, in Deutschland Hilfe zu finden. Denn wenn organisierte Sterbehilfe verboten wird, dann muss man wohl zurückfragen: Welche Hilfe wäre denn nicht organisiert? Eine

Arztpraxis und eine Sekretärin würden doch genügen, um zu sagen: Ja, das ist organisiert. Wohin aber wendet sich dann ein verzweifelter Schwerkranker? An einen freischaffenden Quacksalber?

Nikolaus Schneider: Das darf nicht sein! Mir geht es unbedingt darum, dass der Sterbende unseren Beistand hat. Auf ihn muss sich unsere Sorge richten, ihn müssen wir begleiten, und wir müssen ihm helfen, in Würde und Liebe sterben zu können. Er muss eine Vertrauensperson haben, die ihn bis an die Grenze des Todes begleitet.

Es geht um die Vermeidung von Einsamkeit. Um die Vermeidung von Schmerz. Und es geht um Vertrauen.

Es braucht also Rechtsschutz für Sterbebegleiter, aber nicht zu viele Regeln.

Welche Regeln wären denn zu viel?

Nikolaus Schneider: Das Leben ist so vielfältig, dass Regelwerke oftmals nicht greifen oder in ihrer Restriktion sogar für Unsicherheit sorgen und so Vertrauen zerstören. Die verantwortlichen Ärzte und Seelsorger müssen deshalb die Freiheit haben, auf eine Notlage nach bestem Wissen und Gewissen zu reagieren. Dass dies im Umkehrschluss Tor und Tür für willkürliche Maßnahmen öffnen kann, ist mir bewusst. Dort, wo der Einzelne nach seinem Gewissen entscheidet, kann es auch schiefgehen. Aber nach meiner Erfahrung haben wir allen Grund, der Ärzteschaft zu vertrauen.

Hermann Gröhe: Das kann ich nachvollziehen. Das Strafrecht als das schärfste Schwert unserer Rechtsordnung muss eindeutig sein. Das werden wir auch bei einem möglichen Verbot organisierter Selbsttötungsbeihilfe zu beachten haben. Und keine Bange: Normaler Praxisalltag etwa bei einem Palliativmediziner und organisierte Selbsttötungsbeihilfe durch einen Arzt, der sich – wie in sehr seltenen Einzelfällen geschehen – in Abgrenzung zu den als feige diffamierten Kollegen als Mann der Tat für die letzten Stunden anpreist, lassen sich sauber voneinander trennen.

Und noch einmal: Das Strafrecht, das ich nur sehr behutsam ändern will, ist in dieser Frage nicht das Wichtigste.

Das Entscheidende ist die große Übereinstimmung, die wir beim notwendigen Ausbau der Palliativ- und Hospizversorgung haben!

Aber genügt das? Ein Beispiel aus der Praxis: Zu Hause sitzt die Oma, 86 Jahre alt, und hat den ganzen Tag nichts getrunken, am Vortag auch fast nichts. Sie sitzt im Lehnstuhl, die Enkelin steht daneben und denkt sich: „Was machen wir jetzt mit der Oma? Wenn ich keinen Arzt rufe, stirbt sie mir." Also ruft sie den Arzt.
Der sieht auf den ersten Blick, dass die alte Dame total dehydriert ist und ruft einen Krankenwagen, um nicht zu riskieren, dass sie an Austrocknung stirbt.
Die Oma hatte vielleicht sogar vor zu sterben – konnte das aber gar nicht mehr so richtig äußern. Jetzt wird sie ins Krankenhaus gebracht, drei Tage aufgepäppelt, kommt wieder nach Hause, sitzt wieder im Lehnstuhl, trinkt wieder nichts. Was tut man da? Und

sollte der Arzt nicht auch Helfer sein, indem er manchmal etwas unterlässt?

Nikolaus Schneider: Wenn der Arzt weiß, was der Wille dieses Menschen ist, dann muss er auch nicht handeln.

Er sollte respektieren, wenn die 86-jährige Oma sagt: „Ich will nicht mehr." Gut wäre, wenn diese das ihrer Enkelin in besseren Tagen schon vermittelt hätte.

Im richtigen Leben ist das manchmal schwierig. Stellen Sie sich vor, nachmittags kommt der Ehemann der Enkelin heim und die Oma ist tot. Seine Frau hatte zwar den Arzt gerufen, der aber wollte nichts unternehmen. Und jetzt geht es um die Frage der unterlassenen Hilfeleistung. Denn der junge Mann findet: Dieser Arzt hätte die Oma sofort ins Krankenhaus bringen müssen. Sie ist gestorben, weil der Arzt nicht gleich gehandelt hat.

Nikolaus Schneider: Ich kann letztlich nicht entscheiden, was in dieser Situation richtig oder falsch gewesen wäre. Klar ist: Es gibt keinen Zwang zum Leben. Keiner, auch kein Arzt, hat das Recht, jemand gegen seinen Willen an einen Tropf oder eine Maschine zu hängen.

Aber das ist doch die klassische Situation. Jeden Tag passiert das in Deutschland tausendfach. Im Zweifelsfall hängt man die alten Leute, die nicht mehr essen und nicht mehr trinken, an den Tropf. Viele werden mit einer Sonde ernährt. Und schon sind sie quasi Gefangene unseres freiheitlichen Gesundheitswesens. Und mit ein bisschen Pech kann die Enkelin noch nicht einmal etwas dagegen unternehmen, weil es keine Patientenverfügung gibt.

Nikolaus Schneider: Das ist grauenhaft. Das will ich nicht.

Hermann Gröhe: Und es ist, mit Verlaub, ein Zerrbild der Realität in unseren Krankenhäusern und Pflegeheimen! Keineswegs wird tausendfach gegen den Willen von Patientinnen und Patienten verstoßen. Aber wenn der Notarzt gerufen wird – bei einem Unfall oder wenn jemand plötzlich umkippt – muss eben zumeist schnell gehandelt werden – bevor man nach einer Patientenverfügung überhaupt fragen kann. Dabei lassen sich – dies habe ich gerade erlebt – die Ärztinnen oder Ärzte vor allem von der Frage leiten: Was täte ich bei meiner Mutter? Was unterließe ich? Keineswegs bestimmt ein falscher Lebensverlängerungsehrgeiz oder die Angst vor dem Staatsanwalt ihr Handeln.

Und im von Ihnen geschilderten Fall, der Unsicherheit der Enkelin über die Oma, die nichts trinkt, ändert eine Zulässigkeit organisierter Selbsttötungshilfe oder ärztlicher Suizidassistenz überhaupt nichts!

Stets geht es darum: Wie schätzt die Enkelin die Lage, den Willen der Oma ein? Was kann sie dem Arzt sagen?

Was kann man gegen diese Unsicherheit denn unternehmen?

Hermann Gröhe: Sich ihr erst einmal stellen. Ich hoffe, dass die öffentliche Diskussion mit dazu beiträgt, dass noch mehr

Menschen mit ihren Angehörigen rechtzeitig über die wesentlichen Fragen sprechen: Wie stelle ich mir mein Sterben vor? Möchte ich zu Hause sterben oder in ein Krankenhaus gebracht werden, wenn absehbar ist, dass es zu Ende geht? Das zu klären, ist genauso wichtig wie die Patientenverfügung oder vor allem die Vorsorgevollmacht.

Wann muss man aufpassen, dass ein altersschwacher Angehöriger nicht verdurstet? Wann muss man aufpassen, dass man einen Sterbewilligen nicht zum Trinken zwingt? Wann braucht ein Sterbender einfach nur Mundpflege, die die Mundtrockenheit aufgrund des Flüssigkeitsmangels lindert? Wann muss man aufhören, einen geliebten Menschen zu weiterer Nahrungsaufnahme zu nötigen? Dahinter steht die Frage: Wann ist es Zeit, Abschied zu nehmen und loszulassen?

Fragen, die uns an unsere Grenzen bringen.

Können Familien das alles überhaupt leisten?

Hermann Gröhe: Da sprechen Sie etwas Wichtiges an. Die Angehörigen werden hier sicher sehr belastet. Da muss die Gesellschaft Hilfestellungen geben. Und die gibt es, wir werden sie aber ausbauen. Und die Rückfrage: Wer sollte es besser können als Familie und enge Freunde?

Zugleich unterstreicht Ihr Beispiel erneut, wie wichtig es ist, sich rechtzeitig in der Familie darüber auszutauschen, was der Einzelne in seiner letzten Lebensphase noch an Behandlung wünscht. Solche Gespräche sind wichtig, damit die Angehörigen im Fall der Fälle nicht noch mit der Frage belastet sind: „Oje, hätten wir bloß mal drüber geredet. Was würde Mutter oder Vater jetzt wollen?"

Ein Weg, um zu diesem sicher nicht leichten Thema ins Gespräch zu kommen, kann das gemeinsame Erstellen einer Vorsorgevollmacht oder einer Patientenverfügung sein. Die Evangelische Kirche in Deutschland und die katholische Deutsche Bischofskonferenz haben einen Leitfaden erarbeitet, den man dazu nutzen kann. Man findet ihn unter dem Stichwort „Christliche Patientenvorsorge". Auch das Justizministerium bietet zum Thema Vorsorgevollmacht und Patientenverfügung eine gute Handreichung.

Nikolaus Schneider: Ich möchte noch mal etwas zu dem geschilderten Fall mit der Oma, die nichts mehr trinken möchte, sagen. Erstens würde ich mir sehr wünschen, dass die Enkelin mitbekommt, wenn Oma nicht mehr leben will – dass also erst gar nicht der Arzt geholt wird. Und dass sie weiß: Ein Sterbender hat nicht dadurch Schmerzen, dass er nicht mehr isst und trinkt.

Sondern?

Nikolaus Schneider: Ich habe meinen Vater beim Sterben begleitet und weiß seitdem, dass die Verweigerung der Nahrungsaufnahme in der letzten Lebensphase nicht zu Schmerzen, sondern zu einem friedlichen Sterben führt. Wenn die Enkelin nicht Bescheid weiß und den Arzt ruft, weil Oma nichts mehr trinkt, dann wünschte ich mir von diesem Mediziner, dass er als Erstes fragt: „Sagen Sie mal, will Ihre Oma vielleicht sterben?" Er sollte versuchen, die Enkelin von ihren Ängsten zu befreien, damit die alte Frau friedlich sterben kann.

Hermann Gröhe: Man wünschte sich ja auch, dass der Arzt nicht plötzlich hinzutritt, wenn es gar nicht mehr anders geht, sondern dass er die Familie schon länger kennt und begleitet. Wenn du in einer Palliativ-Station angeleitet durch eine Schwester einem geliebten sterbenden Menschen den Mund befeuchtest, bist du, in aller Trauer, dankbar, helfen zu können.

Hilfe sollte auch rechtzeitig erbeten und angenommen werden. Wie oft habe ich von Ehrenamtlichen im ambulanten Hospizdienst gehört: Wie viel mehr hätten wir einer Familie helfen können, wenn wir nicht drei oder vier Tage, sondern drei oder vier Wochen vor dem Tode gerufen worden wären. Das belastet die Helferinnen und Helfer und führt zu fehlender Unterstützung.

Ist der Anruf beim Hospizdienst in unserer Gesellschaft tabuisiert?

Hermann Gröhe: Nach meiner Erfahrung leider ja. Wenn man das vorschlägt, denken manche Leute, man rufe schon nach dem Bestatter. Deshalb melden sich viele erst, wenn sie merken: Jetzt geht gar nichts mehr. Hilfe!

Es wäre übrigens auch für die Ehrenamtlichen schön, wenn sie in einer Phase hinzugerufen würden, wo sie noch wirklich helfen können. Wenn Zeit bleibt, sich aufeinander einzustellen, letzte Dinge noch in Ruhe zu regeln, bewusst und in Würde Abschied zu nehmen.

Ist der Grund für die späten Hilferufe wirklich nur die Weigerung, sich einzugestehen, dass jemand stirbt?

Hermann Gröhe: Sicher gibt es viele Gründe: Unsicherheit im Hinblick auf den Ernst einer Lage, unzureichende Gesprächsbereitschaft unter den Beteiligten, die Frage, ob ein Fremder wirklich helfen kann, helfen soll, der Wunsch, es alleine zu schaffen.

Was raten Sie den ängstlichen Angehörigen?

Hermann Gröhe: Zögern Sie nicht! Hospize und ambulante Hospizdienste wurden zur Betreuung Schwerstkranker und Sterbender eingerichtet. Nutzen Sie sie – gerade wenn Sie unsicher sind, wann eine schwere Erkrankung in die Sterbephase übergeht. Scheuen Sie keine Fragen!

Nikolaus Schneider: Für viele Menschen ist das Wort „Sterben" ein Schreckenswort. Etwas Ultimatives, Düsteres. Jeder, der schon einmal damit zu tun hatte, weiß aber: Sterben kann auch hell und freundlich sein. Es gibt Höhen und Tiefen. Schreckliche und schöne Momente, wo man lachen kann oder weinen muss. Es ist ein Vorgang voller Leben, und man kann ihn gestalten.

Kann man das lernen?

Nikolaus Schneider: Das meiste können Menschen intuitiv. Es ist eine gewisse Schwäche unseres wunderbaren Sozialwesens, dass wir vieles in spezialisierte Dienste ausgegliedert haben. Das führt dazu, dass manche Familien das eigentlich Normalste nicht mehr alleine bewältigen können. Sie trauen sich Sterbebegleitung einfach nicht zu – denn: dafür gibt es ja Spezialisten.

Ich selber hatte großes Glück, als mir beim Sterben meines Vaters die Gemeindeschwester zeigte, wie man Sterbende versorgt. Dadurch bekam ich auch in dieser letzten Phase noch mal eine besonders innige Verbindung zu meinem Vater.

Hat Ihnen das letztlich auch beim Trauern geholfen?

Nikolaus Schneider: Ja! Es war eine gute Erfahrung, dem Sterbenden zu helfen. Oft fehlt ja die konkrete Anschauung über die Realität der letzten Lebensstunden, und stattdessen hat man Fantasien von einem ganz schrecklichen Geschehen, das weit düsterer ist als die Realität.

Hermann Gröhe: In meiner Heimatstadt betreiben Augustinerinnen ein Hospiz. Ich erinnere mich an einen Besuch, bei dem wir viel über einen Papagei, den eine Verstorbene hinterlassen hatte, gelacht haben. Auch an einem Ort des Sterbens und der Trauer wurde also gelacht.

Nikolaus Schneider: Das glaube ich sofort. So soll es auch sein.

Hermann Gröhe: Sterben kann auch dank moderner Medizin und kundiger Pflege gelingen – gelingt vielfach, nicht zuletzt bei Krebsleiden. Das habe ich wiederholt aus großer Nähe erlebt.

Ich erinnere mich daran, wie ich einen älteren, mir sehr nahen Parteifreund besuchte – er litt unter einem schweren Krebsleiden. Er war mit Medikamenten gut eingestellt, wurde palliativmedizinisch versorgt. Innerhalb der ersten fünf Minuten unseres Gesprächs hat er mich kurz über seinen Zustand aufgeklärt. Er hat mir in ruhigen Worten mitgeteilt, wie es ihm geht, dass er nicht mehr lange leben wird und auch dass er mit sich im Reinen ist. Und dann wollte er, dass ich ihm endlich erkläre, ob das stimmt, was in den Zeitungen über die Koalitionsverhandlungen steht. Das war das Signal: „Na los, ich habe nicht mehr lange, also erzähl mir, was passiert."

Nikolaus Schneider: Es gehört einfach viel Normalität zum Sterben.

Aber nicht nur. Ich finde, an einem Punkt sind wir nicht ganz ehrlich, nämlich bei den Extremen des Sterbens. Es kann zum Beispiel sein, dass ein Schwerkranker durch eine Morphiumdosis plötzlich einen regelrechten Glücksflash bekommt. Die Augen leuchten, der Kranke scherzt und lacht, und man denkt als Angehöriger: Jetzt wird alles wieder gut. Aber das ist ein Irrtum. Anschließend stürzt der Kranke wieder ins andere Extrem. Dann genügt das Morphium nicht, um die durch Metastasen verursachten Schmerzen zu betäuben, und der Patient wimmert schon kurz nach der letzten Morphiumspritze, ob er noch mehr bekommen kann. Diese Extreme können vorkommen. Sie bringen den Angehörigen in ein ethisches Dilemma: Soll ich den geliebten Menschen vor meinen Augen leiden lassen oder riskieren, dass man ihn mit einer weiteren Dosis Morphium tötet?

Herr Schneider, wird diese Notlage aus Ihrer Sicht durch die Pläne des Ministers abgedeckt?

Nikolaus Schneider: Dass es im Einzelfall eine schwere Entscheidung ist, das sehe ich durchaus. Dennoch bin ich sehr damit einverstanden, dass Hermann Gröhe zusammen mit vielen anderen Abgeordneten alle Formen der organisierten Sterbehilfe unter Strafe stellen will. Organisiert wäre alles, was ein Geschäftsmodell oder ein Selbsthilfeverein ist.

Aber der geschützte Vertrauensraum zwischen Arzt und Familie muss erhalten bleiben. Und dort muss man verantwortlich mit allen Möglichkeiten der Sterbebegleitung umgehen – sodass derartige Fälle, die Sie eben beschrieben haben, lösbar sind. Im Einzelfall will ich gar nicht genau wissen, wie die Betroffenen das machen.

Da stellt sich dann ganz schnell die Frage, was ich als Normalbürger überhaupt machen kann. Beschaffe ich dem Menschen, der sich vor Schmerzen windet, ein starkes Schmerzmittel und riskiere, dass er an der falschen Dosierung stirbt. Oder lasse ich ihn leiden, um mich selbst vor der seelischen Belastung zu schützen, dass ich auf Verlangen getötet habe. Letzteres, also dass man vor der Sterbehilfe zurückschreckt, ist nämlich der Reflex. Wir haben das Tötungsverbot verinnerlicht. Und das ist auch gut so. Aber für den, der um Hilfe schreit, kann es fürchterlich sein.

Hermann Gröhe: Gute Medikation ist möglich! Und mich treibt um, dass es zu viele Fälle gibt, in denen sie unterbleibt. Das zu verändern, ist mein Ziel, nicht die ausdrückliche Zulässigkeit einer tödlichen Überdosis.

Welche Auswirkungen hätte es, wenn wir das Tötungsverbot weniger verinnerlicht hätten? Was bedeutet Ihre Argumentation für Menschen, die nicht behandelbare Schmerzen quälen, sondern Einsamkeit, drohender Gedächtnisverlust, eine als entwürdigend empfundene Abhängigkeit von der Pflege? Körperliche Schmerzen, so sagen kundige Ärzte, kann man heute gut behandeln. Unbewältigter Streit in der Ehe oder der Familie, ein Zerwürfnis mit den Kindern – hier sind andere gefordert, zum Beispiel Seelsorger.

Im Übrigen lernen wir natürlich auch in der Sterbebegleitung ständig hinzu, brauchen wir hier auch weitere Forschungsanstrengungen, ist das Gespräch mit Praktikern für die Politik auch hier besonders wichtig. Wir haben in der gesetzlichen Krankenversicherung die Aufwendungen für die spezialisierte ambulante Palliativversorgung in den letzten fünf Jahren verzehnfacht, aber noch immer keine flächendeckende Versorgung. Und wir treiben den Ausbau der allgemeinen ambulanten Palliativversorgung voran, greifen damit entsprechende Vorschläge der Ärzteschaft auf.

Mit welchen anderen Personen außer den Ärzten haben Sie noch geredet?

Hermann Gröhe: Ich rede regelmäßig auch mit Pflegekräften, Mitarbeitern stationärer und ambulanter Hospizdienste, Seelsorgern. In meiner Familie gibt es eine Palliative Care Schwester und einen Palliativmediziner. Am eindrücklichsten bleiben aber die eigenen Erfahrungen in der Begleitung von pflegebedürftigen, schwerkranken und sterbenden Angehörigen und Freunden. Und wenn gute Freunde ein Kind verlieren – das vergisst du nie. Ich habe erlebt, dass gute Sterbebegleitung möglich ist und will dies ausbauen. Zugleich kann ich mir vorstellen, dass es Extremfälle gibt, in denen Einzelfallgerechtigkeit einen Verstoß gegen Normen sanktionslos lässt. Die Normen selbst aber aufzuweichen, wäre ein gefährlicher Irrweg!

Aber wenn es nicht geregelt ist, wird in der Praxis aus Unsicherheit auch Hilfe vermieden. Nehmen Sie das in Kauf?

Hermann Gröhe: Nicht nur, wer eine Selbsttötungsabsicht unterstützt, ist hilfsbereit! Schmerzlinderung und Beistand – darum geht es zu allermeist. Und in besonders schwierigen Fällen wird die palliative Sedierung ein Weg sein können.

Natürlich müssen wir auch immer wieder umfassend über medizinische und pflegerische Möglichkeiten und den rechtlichen Rahmen informieren.

Aber auch bei erweiterten rechtlichen Möglichkeiten, etwa der ärztlichen Suizidassistenz, bleiben stets Unsicherheiten über den tatsächlichen oder – schlimmer noch – den mutmaßlichen Willen des Schwerstkranken oder Sterbenden.

Was ich nicht in Kauf nehmen will, sind Regelungslücken, wie sie sich die Anbieter geschäftsmäßiger Selbsttötungshilfe derzeit zunutze machen. In der Satzung von Roger Kuschs Sterbeverein stand zunächst: „Wir verhelfen zur Selbsttötung in der finalen Phase einer tödlichen Erkrankung."

Diese Formel – „in der finalen Phase einer tödlichen Erkrankung" – wurde anscheinend aufgrund einer übersteigerten Betonung der Autonomie aus der Satzung gestrichen. Später hieß es dann: „Zweifelsfrei geäußerte Lebensmüdigkeit muss auch respektiert werden."

Genau davor warne ich. Lebensmüdigkeit ist in den allermeisten Fällen kein Ausdruck von Autonomie, sondern von Verzweiflung oder Depression. Da ist Hilfe zum Leben geboten, nicht zur Selbsttötung.

Dass die Vereine versucht haben, etwas wahnsinnig Komplexes zu regeln, und dass man das Ergebnis kritisieren kann, ist doch aber kein Grund, derartige Vereine als solches zu verbieten. Wer hilft einem denn sonst im Ernstfall?

Hermann Gröhe: Was wollen Sie denn stattdessen? Wollen Sie jemandem per Gesetz das Recht geben, eine aktive Tötungshandlung vorzunehmen? Ich kenne bisher keinen Einzigen im Parlament, der das vorschlägt.

Und warum bedeutet bei Ihnen Hilfe stets Hilfe zum Sterben? Mir geht es um Hilfe im Sterben!

Ich persönlich möchte, dass ich als medizinischer Laie nicht plötzlich und mitten in der Nacht merke, dass das Morphium, das mein Angehöriger oder Freund gegen seine heftigen Schmerzen gespritzt bekommt nicht mehr ausreicht, um das Leid zu lindern. Und dass ich dann keine Möglichkeit habe, die Schmerzen der zu betreuenden Person abzustellen, außer ich riskiere eine Tötung.

Und ich möchte wissen, wo ich für den Notfall genug Morphium herbekomme, um den Schmerz schnell zu nehmen, wo doch die Vergabe so streng geregelt ist, dass ein betreuender Angehöriger eben keinen Spielraum hat. Und die Nachtschwester auch nicht, denn sie ist nicht berechtigt, die Dosis zu erhöhen, also muss ich 12 Stunden auf die Palliativärztin warten.

Hermann Gröhe: Zunächst einmal sollte man sich fragen, ob es nicht Betreuungssituationen gibt, die man doch besser einem Krankenhaus anvertraut. Und dass wir beständig an der Verbesserung der Palliativversorgung arbeiten müssen, bestreite ich ja gar nicht! Im Gegenteil! Diese Verbesserungen sind mein vorrangiges Ziel!

Der beschriebene Fall wurde von der Palliativstation ausdrücklich nach Hause geschickt, und das mit dem Maximum an ambulanter Palliativpflege, das es gibt. Auf der Station bekommen sie auch nicht immer sofort eine höhere Dosis. Um auch nur die Dosis für das Schmerzmittel Tramal zu erhöhen, brauchen Sie einen Arzt. Wenn Sie Pech haben, ist Wochenende, und Sie müssen bis Montag warten.

Hermann Gröhe: Zum einen habe ich in mehreren Palliativstationen Rund-um-die-Uhr-Betreuung auch am Wochenende erlebt. Zum anderen will ich nicht ausschließen, dass es mancherorts solche Unzulänglichkeiten noch gibt. Daraus gilt es zu lernen. Aber mir sagen die Praktiker aus Palliativmedizin und Hospizversorgung, dass gute Sterbebegleitung grundsätzlich alles „auffangen" kann. Wenn solche Mängel, wie Sie sie geschildert haben, trotzdem noch auftreten – soll der Ausweg dann Tötung auf Verlangen, geschäftsmäßige Selbsttötungshilfe oder eine generelle Zulässigkeit ärztlicher Suizidassistenz sein?

Es geht nicht um den Wunsch zu töten, sondern um das moralische Dilemma. Was ist wichtiger: Schmerzfreiheit oder Weiterleben? Ich möchte, dass wir das Dilemma anerkennen!

Nikolaus Schneider: Natürlich erkennen wir das Dilemma an.

Hermann Gröhe: Ich habe im Laufe unseres Gesprächs schon mehrfach klargestellt: Schmerzfreiheit geht vor Lebensverlängerung! Und ein echtes Dilemma lässt sich nicht durch abstrakte Normen gleichsam vorab auflösen!

Wenn ich nicht töten will, aber Töten wäre die einzige wirksame Hilfe, dann wird es plötzlich unethisch, nicht zu töten.

Nikolaus Schneider: Auch ich würde sagen: Schmerzfreiheit geht vor. Und wenn das Sterben eine mögliche „Nebenwirkung" ist, dann nehme ich dies in Kauf.

Die bestehenden Regelungen – dass ein Arzt die Approbation verlieren kann, wenn er jemandem hilft, zu sterben – sind so angstbesetzt getroffen, dass sie Hilfe verhindern.

Hermann Gröhe: Diese Behauptung finde ich viel zu pauschal. Die Ärzteschaft sagt in ihren Leitlinien zur Sterbebegleitung sinngemäß, dass der Arzt einen Sterbeprozess nicht aufhalten soll. Er darf einen Patienten, gut schmerztherapiert, sterben lassen, wenn keine Hoffnung mehr auf Genesung oder ein Weiterleben besteht. Ich bestreite nicht, dass der Prozess des Sterbens eine dramatische Belastung für die Angehörigen sein kann und in Extremfällen auch begleitende Ärzte in Gewissenskonflikte stürzt. Aber ich kann nur erneut betonen, dass die Ärzteschaft für Treue zur Norm steht – und zugleich für Augenmaß im Einzelfall einer Gewissensentscheidung.

Zudem haben wir in den vergangenen dreißig Jahren in diesen Fragen einen gewaltigen Sprung nach vorne gemacht – der aber noch nicht ausreicht. Jetzt will ich diesen Weg weitergehen und die Frage ist: Ist es möglich, Sterbende noch besser zu betreuen? Ich sage: Ja.

Wir sind heute noch nicht da, wo wir bei der menschenwürdigen, medizinisch guten Sterbebegleitung stehen sollten. Aber Lebensbeendigung aktiv zu ermöglichen, selbst wenn man überzeugt wäre, damit einem Menschen zu helfen, das lehne ich ab. Das wäre in Wahrheit eine Kapitulation vor der Situation.

Nikolaus Schneider: Die Schmerzfreiheit des Sterbenden muss im Vordergrund stehen. Das heißt, ihm muss so geholfen werden, dass er am Ende des Lebens seine Würde als gewahrt erfährt. Auch wenn damit eine Lebensverkürzung und das schnellere Eintreten des Todes verbunden sind. Ich halte das allemal ethisch für gerechtfertigt. Und ich finde, wir sollten diesen Weg gehen.

Wer ist denn „wir"? Der Arzt?

Nikolaus Schneider: Mit „wir" meine ich die politisch und für das ärztliche Standesrecht Verantwortlichen, die dem Arzt die Freiheit lassen müssen, einem Sterbenden die Schmerzen zu nehmen, auch um den Preis der Lebensverkürzung. Und die Verantwortung zum Einnehmen der Schmerzmittel muss beim vom Arzt aufgeklärten Patienten oder dessen Angehörigen/Bevollmächtigten liegen.

Auf jeden Fall muss sichergestellt sein, dass niemand stundenlang vor Schmerzen schreien muss. Es kann nicht sein, dass Unzulänglichkeiten des Systems zu massivem Leiden führen. Das ist ethisch absolut inakzeptabel für den Einzelnen.

Es ist inakzeptabel. Und doch kann es vorkommen, dass ein Mann mit Kehlkopfkrebs 30 Stunden lang heftig um Luft ringt und am Ende elendig erstickt. Der Arzt hat es dem betreuenden Sohn sogar vorher gesagt: „Ihr Vater wird in den nächsten zwei Tagen ersticken." Und das Morphium hat nicht gereicht, um das Leid zu lindern. Natürlich fragt sich der Sohn hinterher: „Konnten wir da nichts machen? Musste er 30 Stunden leiden?"

Nikolaus Schneider: Musste er nicht.

Aber was dann? Eine tödliche Dosis von irgendetwas verabreichen? Oder ihn in ein künstliches Koma versetzen?

Hermann Gröhe: Heute gibt es für diese Grenzfälle die palliative Sedierung. Das wäre in dem von Ihnen geschilderten Fall wohl das Mittel der Wahl. Dabei werden dem Patienten, wenn er sein Leiden als unerträglich empfindet, auf eigenen Wunsch sehr starke Beruhigungsmittel gegeben. Je nach Dosierung können diese Medikamente eine Art künstliches Koma auslösen.

Vor einer palliativen Sedierung soll den Angehörigen genügend Zeit zum Abschiednehmen gegeben werden. Denn der Patient ist unter dem Einfluss der Medikamente anschließend nicht mehr ansprechbar. Es ist wirklich der letzte Ausweg zur Schmerzbefreiung, aber in Extremfällen wie dem von Ihnen angeführten wohl angezeigt.

Wenn man sich hingegen ansieht, wie in den Niederlanden, seit man dort die Gesetze entsprechend geändert hat, auf Grundlage eines mutmaßlichen Patientenwillens aktiv getötet wird – auch ohne dass jemand kurz vor dem Erstickungstod steht – dann finde ich das erschreckend. Das sollten wir nicht wollen.

Manche Krankenschwestern raten dazu, im Ernstfall mal fünf Minuten die Hand auf den Mund des Sterbenden zu legen – dann leidet der Patient nicht mehr. Aber das ist aus meiner Sicht Mord.

Nikolaus Schneider: Zumindest ist das eine vorsätzliche Tötung.

Hermann Gröhe: Das von Ihnen geschilderte Verhalten lehne ich entschieden ab!

Aber ich bin ziemlich sicher, dass letztlich viel mehr Menschen an Einsamkeit und an Zuwendungsmangel zugrunde gehen als an Schmerzen. Wir müssen die Verfügbarkeit dessen, was medizinisch möglich ist, sicherstellen. Und zugleich die menschliche Begleitung von Schwerstkranken und Sterbenden verbessern. Das ist die Herausforderung.

Nikolaus Schneider: Ich würde das Strafrecht aus unseren Überlegungen gerne so weit wie möglich heraushalten. Aber auch das Tötungsverbot möchte ich nicht aufweichen. Die Qualität des Lebensprozesses muss an erster Stelle stehen, weil der Mensch, der stirbt, Priorität hat. Was ihm hilft, muss erlaubt sein. Ich möchte allen Beteiligten Mut machen, sich im Interesse des sterbenden Menschen zu verhalten. Bleibt immer noch der Grenzfall: wenn ein Mensch ganz bewusst sterben will und dafür nach Hilfe verlangt.

Dann befinden wir uns wieder mitten im Dilemma dieser ganzen Debatte: Wir wollen und dürfen nicht töten. Aber es gibt Situationen, in denen Einzelne – vor allem Ärztinnen und Ärzte – darum gebeten werden. Und dann stehen wir hilflos und mit erhobenen Händen da und wehren uns mit dem Verweis auf den Missbrauch von Handlungsoptionen gegen deren streng regulierte Zulassung.

Hermann Gröhe: Nein, wir stehen nicht hilflos da! Wenn ich „Extremfall" sage, meine ich die Situation in der Begleitung eines längeren Sterbeprozesses, sofern er mit schlimmen Schmerzen, Ekel oder Verlassenheitsgefühlen verbunden ist. Das kommt vor. Ob nun zu Hause, in Altenpflegeeinrichtungen, in Krankenhäusern.

Aber der Ausweg, den ich sehe, ist nicht, dass der Arzt auf besonderes, und gegebenenfalls auch dokumentiertes Drängen sagt: „Jetzt helfe ich dir bei der Selbsttötung." Wir sollten vielmehr all das lindern, was den Menschen wirklich zu schaffen macht: Einsamkeit, Schmerzen und Verzweiflung. Und ja, wir dürfen auch Mittel einsetzen, bei denen wir eine Lebensverkürzung als unvermeidliche Folge von Therapieabbruch oder Schmerzlinderung in Kauf nehmen.

Herr Gröhe, was ist in Ihren Augen das stärkste Argument gegen einen ärztlich assistierten Suizid?

Hermann Gröhe: Dass die ärztliche Aufgabe, Leben zu bewahren, dann eine Relativierung erfährt. Töten darf keine Behandlungsvariante werden. Und der Übergang zwischen Selbsttötungshilfe und Tötung auf Verlangen ist fließend. Deshalb finde ich gut, dass im ärztlichen Standesrecht eine Schranke besteht, die die Norm der Lebensbewahrung über das Strafrecht hinaus betont. Mir kommt es hier mit der deutlichen Mehrheit der Ärzteschaft auf das Berufsethos des Arztes an. Die Menschen müssen ihm unzweideutig als Lebensbewahrer vertrauen können.

Wie wollen Sie überhaupt eine ausdrücklich zulässige ärztliche Suizidbeihilfe regeln?

Als generelle Ermächtigung, die solches Tun nur von dem ernsten Patientenwunsch abhängig macht? Damit würde Selbsttötungshilfe vollends zur Behandlungsvariante.

Oder wollen Sie die Zulässigkeit an bestimmte Krankheiten, Krankheitsverläufe und -stadien binden? Wie bizarr das werden kann, zeigt der Vorschlag, bei demenziell Erkrankten einen ärztlich assistierten Suizid zulassen zu wollen – unter der Voraussetzung, dass dieser Wunsch bei ausreichender Geisteskraft geäußert werde. Soll dann der Schock über die Diagnose künftig mit dem warnenden Hinweis verbunden werden, den Zeitpunkt für eine zulässige Bitte um Suizidassistenz nicht zu verpassen? Eine entsetzliche Vorstellung!

Über solche schwierigsten Einzelfragen hinaus geht es mir aber – wie bereits erwähnt – ganz grundsätzlich darum, dass wir dem Arzt als Lebensbewahrer vertrauen können müssen.

Herr Gröhe, was sind denn die schwierigsten Aufgaben unseres Gesundheitswesens in den kommenden Jahren? Können Sie uns ein paar Eckdaten nennen, die den kommenden sozialen Wandel illustrieren?

Hermann Gröhe: Die Zahl der Pflegebedürftigen wird in den kommenden 15 Jahren von jetzt 2,6 Millionen auf etwa 3,5 Millionen steigen. Aber solche Zahlen sind zunächst abstrakt. Doch eigentlich kennt jeder jemanden, der hilfebedürftig und pflegebedürftig ist – sei es die Großmutter, sei es der Schwiegervater oder die Nachbarin. Das Leiden zu lindern beginnt damit, dass man es im eigenen Nahbereich wahrnimmt und darauf reagiert. Und gerade dieser Nahbereich ist gefordert, wenn es darum geht, demenziell Erkrankten größtmögliche Teilhabe und gute Versorgung zu ermöglichen.

Zu unserer Lebenswirklichkeit gehört übrigens auch, dass weit, weit mehr Familien die Hilfe eines Palliativmediziners erleben als die Abreise eines Angehörigen in die Schweiz zum Zwecke des assistierten Suizids. Die Palliativmedizin hat zudem der Medizin insgesamt zu einem neuen ganzheitlichen Blick auf unser Menschsein verholfen. Wir werden in den kommenden Jahren noch mehr über das Sterben lernen und mehr Mittel für ein gutes Sterben bereitstellen können.

Nikolaus Schneider: Am meisten zu lernen haben wir wohl beim Sterbenlassen. Das ist heute eine in Vergessenheit geratene soziale Kompetenz, die wir uns neu erarbeiten müssen. Welchen therapeutischen Einsatz brauchen wir am Lebensende wirklich? Welche Operation ist sinnvoll und welche nicht?

Hier gibt es noch einen ganz großen Lernbedarf, der nach ärztlicher Fortbildung, aber auch nach seelsorglichem Rat verlangt. Dazu gehört zum Beispiel auch, eine Übertherapierung am Lebensende zu vermeiden und dem ökonomischen Druck in den Krankenhäusern zu widerstehen.

Patienten und ihre Angehörigen sollten selbstbewusst genug sein, um eine Therapie auch abzulehnen. Und Pflegeheim-Manager sollten barmherzig sein und nicht nur darauf achten, dass sich Investitionen in eine neue Station oder Technik refinanzieren.

Momentan ist es immer noch so, dass sehr alten Menschen schwere Operationen empfohlen werden, von denen sie sich nie mehr richtig erholen. Warum ist das so? Die Ärzte, die zu maximalinvasiver Therapie raten, können ja nicht alle Zyniker sein, die teure Eingriffe abrechnen wollen.

Hermann Gröhe: Ärzte haben sicherlich zutiefst verinnerlicht, heilen zu wollen – und zwar nicht halbherzig, sondern möglichst vollständig. Am Lebensende eines Patienten ist es aber oft nötig, diese Zielsetzung zu ändern: Nicht heilen, sondern lindern, begleiten, etwas geschehen zu lassen, anstatt etwas tun zu wollen. Und dazu gehört schließlich auch: den Menschen sterben lassen.

Momentan sterben in Deutschland pro Jahr rund 900 000 Menschen. Die demografische Entwicklung führt dazu, dass diese Zahl weiter ansteigen wird. In einigen Jahren sprechen wir von einer Million Sterbefälle pro Jahr. Dabei wird das Thema Demenzerkrankungen eine ganz erhebliche Rolle spielen. Schätzungen zufolge liegt bei knapp 30 Prozent der Todesfälle schon heute eine demenzielle Erkrankung vor. Dann sprechen wir demnächst also von bald 300 000 dementen, sterbenden Menschen pro Jahr. Wenn das so kommt, müssen wir alle unser soziales Verhalten ändern und damit umgehen lernen, dass wir Kranke nicht unbedingt heilen können. Wir müssen die Einsicht stärken: Auch ein dementer oder auf andere Art unheilbar erkrankter Mensch bleibt ein „ganzer" Mensch. Er hat eine Würde, auch wenn er das Leben anders erlebt als ein Gesunder. Wo menschliches Leben ist, ist auch Würde, und diese müssen wir bewahren.

Wie bewahrt man die Würde eines kranken Mitmenschen?

Nikolaus Schneider: Indem wir mit ihm respektvoll umgehen, aber auch indem wir unsere eigenen Ängste bewältigen.

Vor einigen Jahren sah ich einen Kinofilm über ein lange verheiratetes, glückliches Paar, deren Ehe an der Alzheimer-Erkrankung der Frau fast zerbricht: „Vergiss mein nicht", ein Film von David Sieveking. Der Film erzählt, wie die demente Frau zuerst ihren Ehemann nicht mehr erkennt und sich schließlich in einen Mitpatienten verliebt. Nun stellt sich die bittere Frage: Soll ihr Ehemann die neue Beziehung seiner kranken Frau aus Liebe akzeptieren? Und was bedeutet das eheliche Treueversprechen in diesem Zusammenhang? Durch welches Verhalten bewahrt der gesunde Ehemann seine Würde und die seiner Frau? Das sind ethische Fragen, die uns an unsere Grenzen bringen.

Was ist denn mit der Würde eines Menschen, wenn er durch den brutalen Verlauf einer Krankheit seiner Freiheit beraubt wird? Wir Gesunden geben es oft nicht zu, aber natürlich kann es furchtbar entwürdigend sein, wenn einen die Krankheit im Griff hat. Der Krebs, oder die Demenz. Der schöne und schreckliche Film, auf den Sie eben angespielt haben – ich kenne ihn ebenfalls – zeigt ja einen moralischen Extremfall, aber er ist sehr beschönigend in der Darstellung der kranken Frau. Sie verhält sich immer noch freundlich zu ihrem Ehemann. Zwar erkennt sie ihn nicht mehr und kann sich auch an die Liebe zu ihm nicht mehr erinnern, aber sie tut nichts Entwürdigendes. Sie bleibt eine schöne und sanfte Person, insofern hat die Krankheit sie nur bedingt im Griff.

Nikolaus Schneider: Was heißt Demenz? Wenn jemand in eine eigene in sich abgeschottete Welt abdriftet, sich selber nach und nach anders wahrnimmt, vergisst, was er eben getan hat, wie alt er ist, wo er hingehört – bis dahin, dass er am Ende sogar seinen eigenen Namen vergisst. Wenn er keine Verantwortung mehr übernehmen und sich selber irgendwann nicht mehr versorgen kann. Wenn er ohne die Hilfe seiner Angehörigen oder Freunde verwahrlosen oder verhungern würde.

Hier kann das uns leitende Prinzip nur sein, darauf zu achten, was diesem Menschen guttut. Wir sollten uns von dem Irrtum verabschieden, die Würde eines Menschen hinge am Grade seiner Bewusstheit. Nein! Sonst wäre das Leben vieler Menschen mit Behinderung würdelos.

Es gibt in der Tat Philosophen, die behaupten, Menschen ohne ein Bewusstsein ihrer selbst hätten keine Menschenwürde. Da bin ich vollkommen anderer Meinung. Meine mittlere Tochter hat mit schwerstbehinderten Kindern und Jugendlichen gearbeitet: Sie konnten nicht sprechen und lagen häufig einfach nur in Schaumbetten, um sich nicht zu verletzen. Aber wenn meine Tochter deren Raum betratet, dann strahlten ihre Augen und man konnte merken: sie sind beziehungsfähige Menschen. Und das gilt auch für alte Menschen mit Demenz.

Hermann Gröhe: Die Vorstellung eines geistigen Kontrollverlustes lässt uns wohl alle zusammenzucken. Aber es zeigt sich eben, was Nikolaus Schneider eingangs beschrieb: Die Hilfebedürftigkeit ist am Anfang und am Ende des Lebens stark, nur dass sie am Ende schwieriger zu bewältigen ist. Wir erleben nicht Entfaltung und Kraftzunahme, sondern eine Entwicklung zurück zur Hilfebedürftigkeit.

Wir erkennen das Schwinden unserer Kräfte oft nicht sofort, und wenn wir es uns selbst eingestehen, dann erschrecken wir. Wir müssen lernen, das Abnehmen unserer Kräfte zu akzeptieren. Aber es ist auch ganz natürlich, darum zu ringen, dass es nicht geschieht. Es ist menschlich, der Krankheit zunächst wie einem Feind zu Leibe rücken zu wollen.

Wie kann man es lernen, mit dem eigenen Verfall umzugehen?

Hermann Gröhe: Wichtig ist, das Leben als Ganzes zu sehen, in dem ich meine Stärken entwickeln und genießen kann, aber auch mit meinen Schwächen und meiner Anfälligkeit umzugehen lerne. Wer wirklich erwachsen werden will, muss auch diesen Seiten des Lebens ins Auge blicken und sich mit ihnen versöhnen oder zumindest abfinden. Alle Fortschritte in Medizin und Technik werden nicht verhindern, dass unser Leben zu einem Ende kommt. Und oft geht dem Ende eine Phase voraus, in der wir schwächer werden, krank werden. Dazu werden – mit unserer steigenden Lebenserwartung – zunehmend auch Demenzerkrankungen gehören. Ich bin zutiefst überzeugt, dass eine Gesellschaft, die den Dementen besser gerecht wird, eine insgesamt menschengerechtere Gesellschaft ist. Als Jugendlicher habe ich mich bei Bahnreisen immer geschämt, wenn ich, der Oberstufenschüler, mit meinem Fahrrad in den Gepäckwagen kam, und dort die Rollstuhlfahrer zwischen den Gepäckstücken sitzen sah. Das war nicht in der armen Nachkriegszeit, sondern noch Ende der 70er-Jahre. Und heute haben wir Niederflurbusse, in die man allein hineinrollen kann. Davon profitieren auch unendlich viele Väter und Mütter mit Kinderwagen. Wer achtsam mit Hilfebedürftigen umgeht, geht achtsam mit allen um. Ich möchte, dass unsere Gesellschaft daran arbeitet, allen Menschen gerecht zu werden.

Herr Schneider, was muss sich zuerst ändern?

Nikolaus Schneider: Wir müssen uns bereit machen, Sterben anzunehmen und auszuhalten – das gilt für den Gedanken an das eigene Sterben. Und vor allem dürfen wir sterbende Mitmenschen nicht wegschieben.

Meinen Sie mit „Wegschieben" auch die Sterbehilfe, von der momentan 70 Prozent der Deutschen sagen, sie würden sie im Notfall gern in Anspruch nehmen?

Nikolaus Schneider: Mit diesem Wunsch nach Sterbehilfe müssen wir uns auseinandersetzen. Ich betone noch einmal, dass es mir dabei um Hilfe beim Sterben geht. Ich erkläre mir den hohen Prozentsatz der Befürworter damit, dass viele Menschen panische Angst vor Hilflosigkeit wie z. B. eigener Demenz haben. Dabei wissen wir gar nicht, wie es sich anfühlt, dement zu sein. Demente können es uns ja nicht sagen und wir können Demenz nicht imaginieren. Deshalb sehe ich zwei Aufgaben: vor der Krankheit nicht zu flüchten, aber die Krankheit auch nicht zu bagatellisieren. Daraus ergeben sich nächste Schritte: Die Krankheit in unser gesellschaftliches Leben zu integrieren und die Menschen wegen ihrer Angst vor der Krankheit nicht moralisch abzuqualifizieren, sondern Verständnis zu zeigen. Nur so bleiben wir nicht in unseren Ängsten gefangen.

Was meinen Sie mit dem Gefangensein durch die Angst?

Nikolaus Schneider: Wenn sich jemand wie Gunter Sachs erschießt, nur weil er die Diagnose bekommen hat, er *könnte* an Demenz erkranken, ist das für mich genauso ein Zeichen für Gefangenschaft in Angst wie der vorbeugende Freitod von Udo Reiter. Denn die Botschaft dieser Taten lautet: Ich muss als Mensch davor Angst haben, dass ich nicht mehr im Vollbesitz meiner geistigen Kräfte bin. Dies wiederum bedeutet: Am Ende vertraue ich niemand anderem als mir selbst, weder der Familie oder einem geliebten Menschen, noch dem Sozialsystem. Alle Menschen, die potenziell für mich sorgen würden, lehne ich als Helfer ab, indem ich mich umbringe. Das ist doch grauenvoll.

Herr Schneider, darf man eigentlich als Christ von jemand anderem als sich selbst fordern, eine bestimmte Art von Leiden auszuhalten? Eigentlich geht die Logik des Neuen Testaments doch so: Jesus wird gekreuzigt, damit wir Menschen erlöst sind. Aus dem Martyrium am Kreuz wurde in der Geschichte des Christentums aber auch eine Leidenstheologie abgeleitet, die sagt: Weil der Herr gelitten hat, ist es auch für dich gut, wenn du leidest. Restbestände dieses Denkens findet man bis heute auch in Krankenhäusern. Ist das christlich?

Nikolaus Schneider: Man darf Märtyrertum nicht einfordern. Schon in der Anfangszeit des Christentums gab es eine Menge

Blutzeugen, darunter auch Menschen, die das Märtyrertum suchten. Dagegen schritt die Kirche ein und sagte: Ihr sollt nicht den Tod suchen, sondern das Leben! Dementsprechend könnte man heute aus christlichem Verständnis heraus sagen: Ihr sollt nicht das Leiden suchen, sondern Heilung.

Da gibt es aber einige Bibelverse, die dagegensprechen.

Nikolaus Schneider: Ja, aber nur, wenn man sie unreflektiert übernimmt. Diese Art von Auslegung, von Biblizismus liegt mir fern. Am Anfang der Bibel steht: „Unter Schmerzen sollst du Kinder gebären". Das wurde als Strafe Gottes für den Sündenfall der Frau verstanden. Daraus haben manche gefolgert, eine Geburt müsse möglichst schmerzhaft sein oder wir dürften der Gebärenden die Schmerzen nicht nehmen. Das stehe ja so in der Bibel. Damit verweigere man die Akzeptanz der Strafe Gottes. Ich halte das für einen falschen Umgang mit der Bibel, eigentlich für eine Verkehrung des Evangeliums.

Ich bin überzeugt: Das Leiden hat keinen Wert in sich. Wenn ein Mensch allerdings seinen eigenen Leidensweg bejaht und ihm einen Sinn abgewinnen kann, ist das etwas anderes. Gleichwohl können wir das Leid nicht zur ethischen Norm für ein gelingendes Leben erheben. Man kann Leiden nicht vorschreiben. Und Leid zu vermeiden und zu heilen, gehört auch zu den Aufgaben unseres Zusammenlebens.

Es kann sehr unbarmherzig sein, wenn ich dem anderen erkläre: Es hat Gründe, dass du so leidest. Dafür gibt es auch eine religiös-pathetische Formel: „Die Krone des Lebens erringen".

Hermann Gröhe: Das finde ich völlig unangemessen. Christlicher Glaube drückt sich gerade in der Hoffnung aus, dass am Ende eben nicht das Leid, sondern Gottes Liebe steht. Dass Gott, nicht der Tod das letzte Wort über unser Leben hat. Auch wenn es schwerfällt, sich auszumalen, was nach dem Tode kommt: die Auferstehungshoffnung gehört zu unserem christlichen Glauben.

Nikolaus Schneider: Damit wir uns aber nicht missverstehen! Es wird kein irdisches Leben ohne Leid geben. Denn wir sind Teil einer gefallenen Schöpfung, so wie es am Anfang des biblischen Buches Genesis beschrieben wird. Wir leben noch nicht im Reich Gottes, und deshalb gibt es Krankheit, Gewalt, Schmerz, Missverstehen. Sie sind Kennzeichen unseres Lebens. Das sollten wir annehmen, ohne uns zu übernehmen. Ich will mich nicht am Leid weiden. Aber ich will mich der leidvollen Erfahrung stellen.

Fällt Ihnen das schwer?

Nikolaus Schneider: Heute leichter als früher. Als junger Pfarrer war ich wütend auf den Tod. Da habe ich aus jeder Beerdigung einen flammenden Protest gegen den Tod und ein Bekenntnis zum Leben gemacht. Weil unser menschliches Leben durch den Tod hindurchgeht in ein Leben bei Gott, muss uns um unser

Leben auf der Ende nicht bang sein. Sie kennen ja das wunderbare Bild aus der Offenbarung: „Leid wird nicht mehr sein, Tod wird nicht mehr sein, kein Geschrei mehr wird erschallen" (Offenbarung 21,4).

Am Ende wird alles überwunden sein, was unser Leben so schwer macht. Stattdessen endlich Gerechtigkeit und Frieden.

Glauben die Kranken heute daran?

Nikolaus Schneider: Ich bin leider seit Langem nicht mehr Gemeindepfarrer, aber wenn ich Sterbende begleitet habe – und manche von denen konnten kaum noch reden – hatte ich in der letzten Phase immer zwei Texte parat, die ich mit ihnen gebetet habe: das Vaterunser und den Psalm 23. Und dann merkte ich oft, wie die Lippen der Sterbenden sich im Rhythmus der Worte bewegten. Diese biblischen Worte trugen kranke Menschen aus dem Leben heraus und durch den Tod hindurch. Das waren unglaublich starke Erfahrungen, die mich die Kraft unseres Glaubens spüren ließen.

Welche Rolle spielt bei der Sterbehilfe eigentlich das ewige Leben? Wenn der Arzt sagt: Du hast noch fünf Tage. Dann kann ein Christ getrost antworten: Ich will keinen einzigen irdischen Tag mehr. Ich will sofort sterben! Denn ich habe ja noch eine Ewigkeit.

Nikolaus Schneider: Ich möchte das ewige Leben nicht gegen das irdische Leben ausspielen. Für mich zählt jeder Tag des irdischen Lebens als Gabe Gottes. Mein Auferstehungsglaube aber hilft mir dazu, mich nicht krampfhaft an das irdische Leben zu klammern. Ich kann getrost sterben in der Gewissheit: Der Tod ist nicht meine endgültige Vernichtung. Gott hält neues Leben für mich bereit.

Glauben Sie, dass diese Gewissheit heute vielen Menschen fehlt?

Nikolaus Schneider: Soll ich Ihnen sagen, was meine Erfahrung ist? Ob wir diese Gewissheit haben, zeigt sich erst wirklich in der Sterbephase, nicht vorher. Ich habe schon erlebt, dass Leute, die mir ihren Unglauben um die Ohren gehauen haben, plötzlich in der letzten Phase ganz anders waren. Und umgekehrt auch. Diejenigen, die ihren Glauben wie ein Schild vor sich her trugen, waren plötzlich voller Angst und zu einer Glaubenskommunikation überhaupt nicht mehr in der Lage. Beide Fälle lehren mich, zurückhaltend zu sein.

Glaube als Maßstab für unsere politisches Handeln, geht das?

Hermann Gröhe: Ich strebe nicht danach, unsere Rechtsordnung in den Dienst einer religiösen Überzeugung zu stellen. Mein Glaube motiviert mich. Aber meine politischen Positionen erwachsen aus meinem – zugegebenermaßen christlich geprägten – Verständnis unseres Grundgesetzes. Ich möchte meinen Glauben nicht für alle als Norm setzen. Im Übrigen würde ich wie Nikolaus Schneider dringend davon abraten, anderen, die schmerzhafte Lebensphasen durchlaufen, mit einem „Sinn des Leidens" zu kommen. Wenn jemand das tut, wäre er geradezu unbarmherzig.

Und gerade Christen haben sich der Kranken angenommen, sie gepflegt und getröstet. Leiden lindern, wo immer es geht, ist für mich wahrhaft christlich. Allenfalls im eigenen Leiden mögen wir mitunter im Nachhinein einen Sinn erkennen.

Aber ich möchte in meinen Ausführungen nicht zu theologisch werden. Mir wurde in dieser Debatte ja wiederholt vorgeworfen: Der Gröhe ist Christ. Und die Christen wollen jetzt ihre Religion ins Strafrecht drücken. – Das ist falsch. Ich halte die Trennung von Kirche und Staat für eine große zivilisatorische Errungenschaft. Über Luthers Zwei-Reiche-Lehre kann Nikolaus Schneider mehr sagen als ich, aber schon Jesus forderte, dem Kaiser zu geben, was des Kaisers ist, und Gott, was Gottes ist.

Allerdings scheint die Frage legitim, inwieweit christliche Überzeugungen unsere Regeln für die Gesamtgesellschaft prägen sollten, da die nun mal nicht komplett aus Christen besteht.

Hermann Gröhe: Die Frage ist absolut legitim, nur wird sie oft mit einer Unterstellung verbunden und zeigt mitunter eine geradezu fundamentalistische Gegnerschaft zur Religion. Ich stehe, durch meinen Glauben motiviert, für politische Überzeugungen. Aber wenn diese im Bundestag keine Mehrheit finden und damit auch nicht als Gesetz die Gesamtgesellschaft prägen können, dann trage ich dies selbstverständlich mit.

Dennoch: Unsere Gesellschaft wurzelt tief im Christlichen. Denken Sie an die Worte von Paul Gerhardt: „Wenn ich einmal soll scheiden, so scheide nicht von mir". Dass wir die nach 400 Jahren noch kennen! Wie viele Texte aus dieser Zeit können

Menschen noch auswendig? Das ist doch eine Menschheitserfahrung, dass solche christlichen Trostworte einen Wert haben. Sonst gäbe es sie längst nicht mehr. Wir sterben nicht mit einem Text aus der „Odyssee" auf den Lippen. Aber wie vielen Sterbenden wird Psalm 23 vorgelesen: Der Herr ist mein Hirte.

Nikolaus Schneider: Ich fand es schon immer wichtig, den Psalm 23 und andere Bibelworte auswendig zu können. Es war für mich auch keine Frage, dass die Jugendlichen in meinem Konfirmandenunterricht das lernen sollten. Dabei war Auswendiglernen zu meiner Zeit als Gemeindepfarrer verpönt. Ich habe die Texte trotzdem lernen lassen, auch wenn ich mich dadurch nicht immer beliebt gemacht habe. Aber ich fühlte mich verpflichtet, den Jugendlichen etwas Bleibendes und vielleicht sogar etwas Rettendes mit auf den Weg zugeben.

Lässt sich so etwas bei Erwachsenen nachholen?

Nikolaus Schneider: Ich finde schon. Zehn Jahre lang war ich Diakonie-Pfarrer, da habe ich bei der Fortbildung für unsere Gemeindeschwestern immer einen Teil übernommen, der hieß: „Was redet man am Sterbebett?" Und dabei habe ich diese und andere wichtige biblische Texte erklärt und mit den Schwestern eingeübt.

Denn es gibt ja nicht nur Psalm 23, sondern noch einige mehr, die Menschen gerade beim Sterben tragen können. Psalm 139 zum Beispiel: „Nähme ich Flügel der Morgenröte und bliebe am äußersten Meer, so würde auch dort deine Hand mich halten und deine Rechte mich führen. Spräche ich, Finsternis soll mich decken und Nacht statt Licht um mich sein, dann wäre Finsternis nicht finster bei dir und die Nacht leuchtete wie der Tag." Das sind Worte mit einer großen und noch dazu poetischen Kraft, Worte die tragen. Aber wir sollten sie kennen. Bei deren Vermittlung gab es in der Vergangenheit Nachlässigkeiten.

Herr Schneider, was ist in Ihren Augen das stärkste Argument gegen einen assistierten Suizid?

Nikolaus Schneider: Ich suche keine Argumente gegen einen assistierten Suizid, sondern ich wende mich gegen jede organisierte Form von Suizidbeihilfe. Wenn ein Mensch unbedingt sterben will und einen anderen bittet, ihm dabei zu helfen, und wenn die beiden in einer verbindlichen Beziehung miteinander leben, in Vertrauen und Liebe, dann kann eine solche Hilfe durchaus geleistet werden. Suizidbeihilfe ist Beistand auf einem schweren Weg. Als Christ fühle ich mich dazu verpflichtet, über Menschen, die diesen Weg gehen, nicht den Stab zu brechen. Das gilt, auch wenn mir der Weg in die Selbsttötung rätselhaft bleibt. Aber ich würde eine klare Grenze ziehen zur Tötung auf Verlangen.

Könnten Sie die Grenze zum Töten auf Verlangen noch einmal genau beschreiben?

Nikolaus Schneider: Beim assistierten Suizid bleibt die Tatherrschaft beim Sterbenden: Er tötet sich selbst. Der Sterbebegleiter lässt ihn dabei nicht allein. Bei der Tötung auf Verlangen geht die Tatherrschaft auf den Sterbebegleiter über: Er tötet einen anderen Menschen auf dessen Verlagen hin.

Welche Rolle sollten dabei Mediziner spielen?

Hermann Gröhe: Der Mediziner sollte sagen: Ich werde alles tun, damit dieser Mensch wieder Lebensmut fasst und schmerzfrei wird.

Die Grenzfälle des Helfens im Sterbeprozess sollten nach genauem rechtlichen Abwägen angemessen gewürdigt werden. Und „angemessen" bedeutet, mit Blick auf die Bedürfnisse des Patienten. Aber ich möchte nicht, dass es Ärzte gibt, die sagen: „Alle anderen sind zu feige, beim Suizid zu assistieren, ich nicht. Denn ich bin der Spezialist für die letzten fünf Minuten. Ich kenne den Patienten vorher nicht, aber ruft mich ruhig für den letzten Akt." Wer so – zum Beispiel in Talkshows – redet, beschädigt ein gewachsenes Arztbild, das Grundlage einer vertrauensvollen Patient-Arzt-Beziehung ist.

Sie spielen auf den Berliner Arzt Uwe-Christian Arnold an, den bekanntesten unabhängigen Selbsttötungshelfer in Deutschland. Halten Sie es denn nicht für Heuchelei, wenn die Ärzteschaft sich vor dem Problem drückt und selber beim Sterben nicht hilft, sich aber andererseits über Arnold aufregt? Trägt sie nicht die Schuld daran, dass der arme Patient nicht bei seinem vertrauten Hausarzt bleiben kann, sondern sich einen Doktor Arnold suchen muss, wenn es ernst wird?

Hermann Gröhe: Was meinen Sie denn mit „drücken"?

Sich einer Not nicht stellen, sie nicht abwenden.

Hermann Gröhe: Wer zur Selbsttötungshilfe nicht bereit ist, drückt sich nicht. Bitte diffamieren Sie diese Mehrheit der Ärzte nicht, die sich ihre Meinungsbildung nicht leicht machen, oft mehr Leid gesehen haben als wir beide.

Aber diejenigen, die Hilfe zur Selbsttötung leisten, tun es auch nicht, weil sie so viel Lust darauf haben, für die letzten fünf Minuten zuständig zu sein. Sondern weil es sonst keiner tut.

Hermann Gröhe: Ich spekuliere nicht über die Motivation zur Selbsttötungshilfe bereiter Ärzte, die regelmäßige Talkshow-Gäste sind. Und ich bin sicher, dass Berufsstand und Justiz mit Normüberschreitungen in extremen Einzelfällen und großer Gewissensnot angemessen umgehen. Öffentliche Werbung für Selbsttötungsbeihilfe als Behandlungsvariante finde ich schrecklich.

Aber, Moment mal. Wohin soll ein Patient, der Selbsttötungshilfe sucht, sich denn wenden, wenn er die wenigen Ärzte, die dazu bereit sind, nicht kennen kann? Und genau das ist doch die Konsequenz, wenn schon deren öffentliches Auftreten als Beweis gilt, dass sie „organisierte Sterbehilfe" betreiben.

Nikolaus Schneider: In der gelebten Praxis sehe ich viele sehr positive Entwicklungen und nicht nur Not. Aus der Begleitung Sterbender durch unsere Gemeindeschwestern und unsere kirchlichen Dienste weiß ich, dass Ärzte immer darum bemüht sind, ein würdevolles Sterben zu ermöglichen – dass sie zwar nicht die Tötung eines Patienten forcieren, selbst wenn er es wünscht, aber dass sie dafür sorgen, dass der Tod eintreten kann.

Wären Sie bereit, ganz klar zu sagen, was Sie meinen? Haben die Ärzte in Fällen, die Sie erlebt haben, schwer kranken Patienten mehr Morphium gegeben?

Nikolaus Schneider: Sie haben das Morphium gegeben, das die Patienten brauchten, um schmerzfrei zu sein – und haben in Kauf genommen, dass dadurch auch deren Leben verkürzt wurde. Die Fälle, wo Ärzte ernsthaft sagen: „Ich darf jetzt keine schmerzlindernden Mittel geben, denn dadurch könnte seine Lebenszeit verkürzt werden", die scheinen mir völlig marginal.

Wenn in meinem Beisein Patienten eine Extra-Dosis Morphium bekamen, habe ich das immer mittragen können und für richtig gehalten. Das heißt nicht, dass wir in diesen Fällen den Tod bewusst provoziert oder herbeigeführt haben. Und ich will mir auch nicht vorstellen, dass Selbsttötungshilfe irgendwann eine Leistung in der ärztlichen Gebührenordnung ist. Womöglich zertifiziert und mit einem Preis versehen.

Früher scheint es für die Ärzte einfacher gewesen zu sein, mit Betäubungsmitteln großzügiger umzugehen.

Hermann Gröhe: Nein. Wir haben das Betäubungsmittelrecht vielmehr in den letzten Jahren vereinfacht, an die Forderungen aus der Ärzteschaft angepasst und die Gabe bestimmter Substanzen erleichtert. Aber sicherlich ist zu prüfen, ob die Verfügbarkeit von Betäubungsmitteln im Krankenhaus und im ambulanten Bereich weiter verbessert werden muss. Hier bin ich für konkrete Vorschläge sehr offen.

Das Paradoxe ist leider, dass einem heute in Krankenhäusern gesagt wird, Sterbenskranke sollten nicht zu hohe Morphiumdosen bekommen, weil sie sonst abhängig werden. Dabei liegen die doch gerade im Sterben.

Hermann Gröhe: Nein! Das mag früher gelegentlich gesagt worden sein. Das sehen Palliativmediziner heute ganz anders. Und das wird in der Ausbildung und Fortbildung von Ärztinnen und Ärzten auch anders vermittelt. Aber ich verweigere mich nicht der Frage, ob und wie wir das Betäubungsmittelrecht eventuell weiterentwickeln müssen. Nur sollte man diese Diskussion möglichst konkret führen, nicht mit Zerrbildern.

Nikolaus Schneider: Die Debatte ist auch deshalb so wichtig, weil die Medizin sich so rasant weiterentwickelt – und dabei die Möglichkeit des Sterbenlassens viel zu sehr vernachlässigt wird.

Hermann Gröhe: Die Gefahr besteht. Aber ich sage auch: Wenn ich wirklich einmal einen schweren Unfall habe und im Krankenhaus gerettet werden muss, dann bin ich froh, wenn es gute Ärzte mit modernster Technik und nicht nur Sterbehelfer gibt.

In Hamburg haben zahlreiche Spezialisten mit besonders geschulten Pflegekräften in einer sehr modernen Klinik einen Ebola-Infizierten gerettet: Vor denen ziehe ich den Hut. Das können sie in dieser Form in Westafrika, ja in vielen Teilen der Welt, leider noch nicht.

Das Wort „Apparatemedizin" ist heute so ein Schreckenswort. Aber mal ehrlich: Wollen wir wirklich weniger Hightech und mehr Medizinmann? Ich bin sehr froh, dass es in unseren deutschen Krankenhäusern höchstentwickelte Technik gibt. Das sollten wir mit Dankbarkeit wahrnehmen – und nicht mit modischer Kulturkritik.

Niemand will eine kalte, gefühllose Medizin! Aber die angeblich so kalte Technik kann dank menschlichem Können wunderbar helfen, dass Menschenherzen weiterschlagen. Wenn ich erlebe, dass eine Herztransplantation für ein Kleinstkind gelingt, und ich sehe die Hoffnung in den Augen der Mutter – dann rüttelt und schüttelt es auch mein Herz durch. Und natürlich verliere ich dabei nicht aus den Augen, dass das gespendete Herz von einem anderen Kind stammt, das leider gestorben ist – und auch von diesem Gedanken bin ich erschüttert. Aber herzlos ist unsere Apparatemedizin nun wirklich nicht, solange die Ärztinnen und Ärzte sie zum Wohl der Patientinnen und Patienten einsetzen. Und das ist nun wirklich die Regel. Wir sollten nicht aufgrund von Einzelfällen in Panikmache verfallen.

Nikolaus Schneider: Aller Fortschritt ist nun einmal janusköpfig. Und wird es immer bleiben. Wir wissen nicht, ob wir ohne die moderne Medizin hier noch säßen und ob auch viele andere, die wir schätzen, noch leben würden. Aber solange es Fortschritt gibt, wirft er neue ethische Probleme auf. Denen müssen wir uns stellen – und wir müssen darauf achten, dass die Technik sich nicht verselbstständigt, sondern dem Wohl der Menschen dient.

Hermann Gröhe: Gerade angesichts der heutigen Möglichkeiten ist es ein Wagnis, ethische Grenzfälle regeln zu wollen. Das Bundesverfassungsgericht hat sich vor einigen Jahren bei der Entscheidung zum Luftsicherheitsgesetz mit der Frage beschäftigt, ob man ein Dilemma gesetzlich gleichsam vorab auflösen kann – und dies verneint. Es ging um die Frage, ob man gesetzlich regeln kann, dass ein entführtes Passagierflugzeug abgeschossen werden darf, um zu verhindern, dass es als Waffe gegen Wohnhäuser oder Industrieanlagen eingesetzt wird. Die Karlsruher Entscheidung war: Es gibt extreme Situationen, die man nicht vorwegnehmen kann.

Sonst wird auch das freie Handeln unmöglich?

Hermann Gröhe: Wer das Flugzeug abschießt, wird sich vor Gericht verantworten müssen – und das Gericht wird befinden, ob er in Gewissensnot und auswegloser Lage entschuldigt gehandelt hat oder nicht. Und Ähnliches kann bei medizinischen Grenzfällen, schweren Gewissensnöten beim Umgang mit dem Sterben gelten. Manche Ärzte werden schimpfen und sagen: „Ich soll mich vor dem Richter verantworten, nur weil der Gesetzgeber keine Ausnahmeregelung ins Gesetz schreiben wollte?" Diesen Medizinern würde ich entgegnen: „Ich möchte für diese Extremsituationen keine untaugliche abstrakte Regelung, damit die für den Einzelfall richtige Entscheidung getroffen werden kann. Wenn du die richtige Entscheidung triffst, kannst du sie auch verantworten!" Immerhin geht es um ein Menschenleben. Wer Grenzüberschreitungen da normiert, riskiert, dass sie zum Normalfall werden.

In Belgien stehen wir jetzt vor einer anderen Frage: Gibt es irgendwann die selbst gewählte Todesstrafe?

Nikolaus Schneider: Ein Strafgefangener hat gesagt, er möchte lieber getötet werden als lebenslang im Knast zu sitzen. Er forderte: „Bringt mich um." Und zwar, weil er nicht die Therapiemöglichkeiten bekommt, die er eigentlich bräuchte.

Auch er rüttelt an einem Tabu.

Hermann Gröhe: Und sofort haben 18 zu lebenslänglicher Haft Verurteilte gerufen: „Ich möchte auch getötet werden!" Solche Entwicklungen müssen wir vermeiden.

Der Intendant des Mitteldeutschen Rundfunks hat auch eine Waffe gewählt und sich erschossen. Was empfanden Sie, als Sie von dem Selbstmord Udo Reiters hörten?

Nikolaus Schneider: Ich war überrascht, denn ich hatte ihn zwei Wochen vorher noch in einer ARD-Talkshow gesehen, und da wirkte er ausgesprochen fit und lebensfroh.

Udo Reiter war ein Provokateur des selbstbestimmten Sterbens. Er hat in der Öffentlichkeit immer wieder verkündet, dass er den Zeitpunkt seines Todes selber bestimmen werde.

Nikolaus Schneider: Er hat auch in dieser Talkshow noch erklärt, wie er sich umbringen wolle, nämlich mit einem angenehm schmeckenden Trunk. Dass er jetzt zum Revolver gegriffen hat, ist für mich besonders schrecklich. Nachdem ich von der Tat gehört habe, war ich innerlich zwiegespalten. Udo Reiter war noch nicht unter der Erde, da fingen schon alle an, über seinen Tod zu diskutieren. Es blieb keine Zeit für Klage und Trauer. Ich dachte: „Der arme Herr Gottschalk, der sitzt jetzt da als enger Freund des Toten und muss gleich kommentieren statt zu trauern." Andererseits erschreckte mich die Botschaft, die von diesem Tod ausgeht und die Udo Reiter verbreiten wollte: „Bevor ich mich im Leben zu sehr einschränken muss, gebe ich mir lieber die Kugel." Das finde ich fatal.

Warum? Er saß im Rollstuhl und hatte Angst, mit zunehmendem Alter von anderen Menschen abhängig zu sein – und vielleicht eines Tages auch nicht mehr Herr seiner selbst.

Nikolaus Schneider: Das muss alle schockieren, die noch unter ganz anderen Einschränkungen leben. Und auch die, die Behinderte pflegen. Wenn ich mir dann noch überlege, was diese Botschaft für staatliches Handeln bedeuten könnte!

Wir hatten solche Handlungsmaxime in der jüngeren deutschen Geschichte – ganz schrecklich, daran zu denken.

Sie meinen, dass wir als Gesellschaft dann wieder über lebensun-
wertes Leben reden? Und dass das im Gesundheitswesen eine Kate-
gorie werden könnte? Ich hatte den Eindruck, dass Udo Reiter nur
für seine eigene Person auf das Recht pochte, sein Leben lebenswert
zu finden oder nicht.

Nikolaus Schneider: Ich war trotzdem froh, dass Franz Münte-
fering im Fernsehen sehr engagiert den Wert des Lebens auch
mit Behinderung oder schwerer Krankheit verteidigt hat. Wie
gesagt, Udo Reiters Freitod geht mir nahe, deshalb möchte ich
ihn nicht angreifen. Aber die Botschaft dieses Todes finde ich
zum Fürchten.

Ich möchte noch mal präzisieren: Udo Reiter hat nie verkündet, er
wolle sich wegen ein paar körperlicher Einschränkungen erschie-
ßen. Sondern er hatte schon als junger Mann, nach dem Unfall, der
ihn an den Rollstuhl fesselte, Selbstmord begehen wollen. Dann
revidierte er seine Entscheidung. Und jetzt wurde er von der exis-
tenziellen Furcht eingeholt, als Pflegefall fremden Menschen aus-
geliefert zu sein. Hilflos und würdelos – jedenfalls aus seiner Sicht.
Ist das denn kein ergreifender und ethisch gerechtfertigter Grund?

Nikolaus Schneider: Ausgeliefertsein bedeutet doch auch: Ich
bin auf andere Menschen angewiesen. Wir alle sind am Anfang unseres Lebens auf Gedeih und Verderb der Liebe und
Fürsorge anderer Menschen ausgeliefert. Ohne sie könnten wir
nicht leben. Wieso sollte das nicht auch am Ende des Lebens
so sein? Der Mensch ist nun mal keine Insel. Wir leben alle in

zwischenmenschlichen Bezügen. Und diese Bezüge tragen uns. Entscheidend ist nicht unser Vermögen, nicht unsere Kraft, sondern die Liebe jener Menschen, die es gut mit uns meinen.

Wir alle hoffen, dass andere das Gebot der Nächstenliebe befolgen und uns, wo es nottut, auffangen. Aber können wir dessen sicher sein? Nein. Wir können auch Pech haben. Deshalb ist die Angst, sich selber irgendwann nicht mehr helfen zu können, legitim. Oder etwa nicht?

Nikolaus Schneider: Die Angst ist legitim. Aber Angst darf nicht zum Maßstab unseres Verhaltens oder der Formulierung gesetzlicher Regelungen werden. Die kulturelle Qualität unseres Zusammenlebens hängt daran, dass ich eben nicht nur aus eigener Kraft lebe, sondern gehalten bin von einem tragenden Netz. Das ist auch der Sinn des Gebotes „Du sollst Vater und Mutter ehren". Es bedeutet nämlich nicht, dass die Kinder immer brav sein und tun sollen, was die Eltern sagen, sondern es richtet sich an die Erwachsenengeneration, unsere Alten nicht abzuschieben und auszurangieren, sobald sie uns zur Last fallen.

Hermann Gröhe: Ich habe Udo Reiter nicht gut gekannt. Wir sind uns aber ein paarmal begegnet, zuletzt bei einer Sterbehilfe-Diskussion meiner Fraktion, ungefähr vier Wochen vor seiner Selbsttötung. Wenn ich seine Begründung und die Art seines Handelns zusammen betrachte, dann sehe ich, bei aller gebotenen Vorsicht, eine für manche Männer typische Haltung, über die wir hier schon gesprochen haben: den falschen Heroismus des Einzelkämpfers, mit dem man sich lieber ins Schwert stürzt, als sich helfen zu lassen. Das ist mir fremd.

Auch der Heroismus hat eine positive Tradition in unserer Kultur, und zwar als Selbsthelfertum – verkörpert von Gestalten wie dem Titanensohn Prometheus, Goethes Faust, Schillers Wilhelm Tell bis hin zu Kleists Michael Kohlhaas. Bei aller Problematik dieser Figuren: Sie wollen die Welt selbst gestalten und unterwerfen sich nicht gern einer Herrschaft oder einem Zwang.

Hermann Gröhe: Ich kann mir gut vorstellen, dass ein gewisser Heroismus für Udo Reiter zu anderen Zeiten hilfreich war. Nach dem Motto: „Ich mache Karriere im Rollstuhl." Das war ein Heroismus im Dienste des Lebens, und dafür konnte ich ihn respektieren, ja bewundern. Aber diese dramatische Selbsttötung?

Es war ein klassischer Bilanzsuizid.

Hermann Gröhe: Menschen ziehen Bilanz, und dass das in einer freiheitlichen Gesellschaft zulässig ist, bestreite ich nicht. Auch wenn es dabei einen Helfer gäbe, würde ich nicht nach dem Strafrecht rufen. Problematisch finde ich jedoch, wie er öffentlich für die Selbsttötung gestritten hat. Als hätte er durch seine Überzeugung gleichsam Anspruch darauf, dass die Gemeinschaft ihm beim Vollzug der Handlung hilft. Deshalb trägt Udo Reiters Fall zur aktuellen Debatte nichts bei. Er hat in einer Weise von seiner Freiheit Gebrauch gemacht, die mir fremd ist, zu der aber die deutsche Rechtsordnung aus gutem Grund schweigt.

Gibt es nicht doch einen Bezug zu unserem Thema? Wenn jemand den Revolver wählt, um sich zu töten, dann kann das auch bedeuten, dass ihm eine weniger brutale Waffe, etwa ein Medikament, nicht zugänglich war. Das betrifft nicht nur Udo Reiter, sondern auch Schwerstkranke. Denken Sie nur an den Schriftsteller Wolfgang Herrndorf, der sich wegen seines Hirntumors erschoss.

Hermann Gröhe: Ich bitte Sie! Ein Mann wie Udo Reiter musste doch nicht unbedingt zum Revolver greifen. Meine Interpretation: Bei ihm sind Befürwortung der Selbsttötung und die Tötungsart gleichermaßen gewollt. Wenn er mit unserer Debatte zu tun hat, dann genau andersherum gedacht, im entgegengesetzten Sinne: Selbstbestimmung heißt für diese Position, ich allein entscheide. Aber ich nehme gleichzeitig für mich in Anspruch, dass mir für meine individuelle Entscheidung kollektive Hilfe zusteht.

Ich glaube nicht, dass Udo Reiter von der Gemeinschaft Hilfe beim Suizid wollte. Aber immerhin verweigert unsere Rechtsordnung den Zugang zu tödlichen Medikamenten.

Hermann Gröhe: Weil ein leichter Zugang zu tödlichen Medikamenten der Lebensschutzorientierung unserer Rechtsordnung zuwiderliefe. Zugleich ermöglicht unsere Rechtsordnung Schmerztherapie in vollem Umfang.

Wenn wir doch über die Hilfe im Sterben mit der gleichen Leidenschaft stritten wie über die Hilfe zum Sterben. Die Fokussierung auf Rechtssicherheit und bestmögliche Dosierung bei der Hilfe zur Selbsttötung ist bizarr!

Man könnte dem entgegenhalten: Bizarr ist, mit der Begründung, Suizidbeihilfe sei nun mal schwierig zu regeln, alle Sterbewilligen von der Möglichkeit auszuschließen, so etwas wie einen sanften Selbstmord zu begehen. Im Klartext: „Wenn du dich umbringen willst, nur zu. Aber den Schlüssel für den Giftschrank bekommst du nicht, den behalten wir (die Ärzteschaft; der Staat) in der Tasche."

Hermann Gröhe: Ich möchte es noch einmal betonen: Es gibt existenzielle Nöte, über die ich nicht den Stab breche. Wenn ein Mensch danach schreit, sein Leben beenden zu dürfen, nehme ich das ernst und bin erschüttert. Aber das hat mit der Gesetzgebung nichts zu tun.

Ich finde, schon. Mit welchem Recht verwehren wir es gepeinigten Menschen, zu einem Arzt gehen zu können und, nach strenger Prüfung, ein tödliches Medikament zu bekommen? Mit welchem Recht zwingen wir Wolfgang Herrndorf, zum Revolver zu greifen? Sich darauf herauszureden, dass Suizid an sich nicht strafbar sei, ist doch wohlfeil. Ein Toter kann schließlich nicht belangt werden.

Hermann Gröhe: Die Frage der Strafbarkeit der Selbsttötung ist durchaus von Bedeutung. Denn in Deutschland stehen rund zehntausend Selbsttötungen jährlich über hunderttausend Selbsttötungs*versuche* gegenüber. Und die Straffreiheit betrifft auch die individuelle Beihilfehandlung. Ich muss hier die Prinzipien der Lebensschutzverpflichtung der staatlichen Rechtsordnung und der Achtung der Selbstbestimmung zusammendenken. Es geht um den Wert des Lebens innerhalb einer Gemeinschaft. Die einzelne Selbsttötungsbeihilfe ist nicht strafbar.

Bis jetzt.

Hermann Gröhe: Nein, nicht „bis jetzt". An diesem Punkt wird sich wohl nichts ändern. Wir wollen lediglich *organisierte* Selbsttötungsbeihilfe unter Strafe stellen, und dafür werden wir definieren, was „organisiert" bedeutet.

Wenn man eine Arztpraxis hat, zum Beispiel?

Hermann Gröhe: Wenn assistierter Suizid für einen Arzt eine gewohnheitsmäßig erbrachte Dienstleistung ist, die zu seinem Lebensunterhalt beiträgt, dann wird man genau hinschauen müssen. Im Übrigen: gerade die überwältigende Mehrheit der Palliativmediziner will hier keine Rechtsänderung.

Ich sehe es als unsere Aufgabe, darauf zu achten, dass wir nicht für extreme Ausnahmen eine Tür öffnen, die sich dann nicht mehr schließen lässt. Die Jungen Liberalen fordern bereits, dass auch Kinder ein Recht haben müssen, aktive Sterbehilfe zu bekommen. Ich sprach bereits davon. Diese Tür will ich lieber von vornherein gar nicht erst öffnen, auch nicht einen Spalt weit. Das bedeutet ja nicht, dass jede Verzweiflungstat eines Angehörigen oder Normüberschreitung eines Arztes in Gewissensnot eine Strafe oder berufsrechtliche Sanktion nach sich zieht.

Die Gerichte haben dann zu entscheiden, ob eine hinreichende Notsituation vorlag. Diese aber vorwegzunehmen, wäre eine Normrelativierung für mich ein Irrweg.

Und Wolfgang Herrndorf hat dann Pech? Verzeihen Sie bitte, Herr Gröhe, wenn ich insistiere. Aber Herrndorfs Hilfebedürftigkeit ist ja durch die verrückte Forderung nach Suizidbeihilfe für Kinder nicht aus der Welt.

Hermann Gröhe: Aber diese „verrückte Forderung" zeigt, wie abschüssig der Weg ist, auf den manche unsere Gesellschaft schicken wollen. Der Fall Herrndorf ist mir keineswegs gleichgültig. Mich treibt es um, wenn bei uns Menschen unter dramatischen Schmerzen leiden. Das darf uns nicht kalt lassen. Da müssen wir alles tun, damit solcher Schmerz und solche Not gelindert werden.

Thomas Sitte und andere Palliativmediziner sagen, dass sie einen nahezu vollständigen Ausschluss schwerster Schmerzen für möglich halten. Ich wiederhole es gern noch mehrfach: Sorgen wir also dafür, dass diese medizinischen Möglichkeiten flächendeckend zur Verfügung stehen und genutzt werden!

Und ich stehe dazu: Schwerste schmerzlindernde Mittel dürfen auch bei lebensverkürzenden Nebenfolgen verabreicht werden. Das ist medizinisch und berufsethisch ebenso klar wie rechtlich und – eindeutigen Stellungnahmen der Kirchen zufolge – auch theologisch.

Und was sagen Sie zur Sterbehilfe jenseits von Krankheit?

Hermann Gröhe: Sicherlich gibt es den Sterbewunsch auch jenseits von Erkrankungen – zumindest teilweise. Wenn ein Mensch nach dem Tod eines geliebten Partners verzweifelt schreit: „Ich will jetzt auch nicht mehr leben!", dann bin ich der Letzte, der ihm eine gegenteilige moralische Norm um die Ohren haut. Ich sehe nur die Gefahren für den menschlichen Umgang miteinander, insbesondere mit Verzweifelten, mit Kranken und Hilfebedürftigen, wenn wir die rechtliche Zusicherung geben: „Ja, du darfst dich töten oder gar töten lassen, und zwar vom Gemeinwesen unterstützt, qualitätsgesichert, nach den Standards ärztlicher Kunst und gemäß Gebührenordnung abgerechnet." Gegen eine solche Normalisierung der Selbsttötung wende ich mich entschieden.

Nikolaus Schneider: Man muss wirklich die Ebenen des Privaten und des Allgemeinverbindlichen voneinander trennen. Wenn jemand nicht mehr leben will und keinen Ausweg aus seiner Not mehr findet, dann kann ich das als Seelsorger akzeptieren. Das ist eine Form der Barmherzigkeit. Aber kann daraus die Verpflichtung der Gemeinschaft abgeleitet werden, Hilfe zur Selbsttötung bereitzustellen?

Aus meiner Sicht „Nein". Normgebend für staatliches Handeln kann nur der Schutz des Lebens sein. Wenn das Töten zu einer Norm staatlichen Handelns würde, wäre das grundgesetzwidrig. Denn für das Grundgesetz ist der Schutz des Lebens die oberste Norm. Im Rahmen dieser Norm denken wir darüber

nach, was es bedeutet, barmherzig mit einem Menschen umzugehen, der seinem Leben ein Ende setzen will.

Was heißt hier „Barmherzigkeit"?

Nikolaus Schneider: Bei der Sterbehilfe? Dass Menschen in Not
eine Beratung in Anspruch nehmen können. Auch in der Frage:
Wie kann das am vernünftigsten gehen, dem eigenen Leben ein
Ende zu machen? Darüber müssen sie mit einem Arzt ihres Vertrauens reden können. Er muss so gut aufklären, dass sein Rat in
reales Verhalten umgesetzt werden kann. Barmherzigkeit heißt
für mich also, dass mich die Not eines Menschen zu tätiger Hilfe
veranlasst. Aber Menschen dürfen nicht von dem Arzt erwarten,
dass er tötet. Tötung auf Verlangen rechne ich nicht zur Barmherzigkeit.

Was würden Sie als Seelsorger denn einem Sterbewilligen raten?

Nikolaus Schneider: Mein Rat wäre: „Tu es nicht. Denn du kannst
jetzt gar nicht absehen, in welche Situation du noch kommst.
Selbst wenn du dement wirst: Das Leben hält vielleicht noch
Gutes für dich bereit!" Ich würde also versuchen, dem Sterbewilligen zu raten, darauf zu vertrauen, dass er in einer Gesellschaft lebt, die es gut mit ihm meint, die ihn nicht alleinlässt,
die ihn vor Schmerzen bewahrt, jedenfalls weitgehend. Und
doch kann und darf ich den Lebensmüden nicht zum Leben
zwingen.

Wenn er sich tatsächlich entschlossen hat zu sterben, muss er sich als Nächstes für eine Todesart entscheiden. Viele Selbstmörder wählen noch immer den Sprung auf die Gleise. Dagegen scheint ein ärztlich assistierter Suizid geradezu verlockend. Ist medizinische Suizidbeihilfe eigentlich Töten?

Nikolaus Schneider: Töten heißt, dass aus dem zielgerichteten Verhalten eines Menschen das Sterben eines anderen hervorgeht.

Gehört dazu auch eine zielführende Beratung?

Nikolaus Schneider: Für mich gehört die zielführende Beratung nicht zur Tötung auf Verlangen, weil sie die Tatherrschaft dem Sterbewilligen überlässt. Ich finde, ein Arzt sollte in einem solchen Beratungsgespräch fachgerechte Antworten geben.

Und sollte er auch gegebenenfalls das Mittel besorgen, mit dem der Patient seinem Leben ein Ende setzen kann? Das ist ja im Moment bei uns nicht strafbar.

Nikolaus Schneider: Ja, das ist für meine Begriffe tolerabel.

Hermann Gröhe: In Deutschland werfen sich ungefähr 1000 Menschen pro Jahr vor einen Zug. Hier, wie auch bei der Gesamtzahl der Suizide, gehen die Ärzte davon aus, dass die Ursache ganz überwiegend seelische Erkrankungen sind. Deshalb haben wir in Deutschland ein großes Beratungs- und Behandlungsnetz, um zum Leben zu ermutigen, in seelischen Krisen zu helfen. Dies gilt es zu stärken.

Am Ende entscheiden sich die Menschen – in rund 80 Fällen pro Jahr – für eine Reise in die Schweiz, um sich dort umzubringen.

Wenn sie das Geld haben.

Hermann Gröhe: Das ist wohl in den seltensten Fällen eine Geldfrage.

Eine „Normalisierung" der Selbsttötungshilfe würde aber Verhaltensmuster befördern – ein fatales Signal gerade für Menschen in Krisen.

Möchten Sie die dazu geltenden Gesetze ändern?

Hermann Gröhe: Ich will bei der Selbsttötungshilfe im Einzelfall strafrechtlich nichts verändern. Auch ein Sonder-Strafrecht für Ärzte kommt für mich nicht infrage. Denn ich will nicht, dass die Verschwiegenheit des ärztlichen Gesprächs angetastet wird. Diese Beratung ist geschützt wie ein Beichtgespräch, ein Seelsorgegespräch oder ein Anwaltsgespräch. Das eine ist das vertrauliche Gespräch, das andere ist die dann geleistete Hilfe. Unsere Ärzteschaft hat erklärt, dass sie Hilfe zum Leben oder zur Schmerzlinderung leisten will, aber nicht zum Tode. Für diese klare Haltung bin ich sehr dankbar.

Herr Gröhe, die Ärzte scheinen sich aber in der Sache nicht ganz einig zu sein. Der Präsident der Bundesärztekammer, Prof. Dr. Frank Ulrich Montgomery, vertritt beispielsweise eine völlig andere Auffassung als sein Vorgänger. Außerdem gibt es Statistiken, die besagen, dass die deutschen Ärzte zwar mehrheitlich ablehnen, Sterbehilfe zu leisten. Aber zugleich möchte eine Mehrheit im Ernstfall für sich selbst Sterbehilfe in Anspruch nehmen dürfen. In der Kirche würde man so etwas Heuchelei nennen: Sie predigen Wasser und trinken Wein. Dabei sind sie selbst fein raus, denn sie haben für alle Fälle den Schlüssel zum Giftschrank.

Hermann Gröhe: Ich möchte erst einmal etwas zur Bundesärztekammer sagen. Wir streiten hier hoffentlich nicht darum, ob es ernst zu nehmende Argumente für unterschiedliche Meinungen gibt. Ja, Herr Montgomery hat eine etwas andere Meinung als sein Vorgänger. Es kommt auch nicht auf die Meinung von Hermann Gröhe oder Frank Ulrich Montgomery an. Die Ärzteschaft muss sich ihre Meinung bilden und abstimmen; dafür hat sie entsprechende Organe. Und die haben 2011 mit deutlicher Mehrheit für die aktuelle Musterberufsordnung gestimmt.

Der Bundestag muss ebenfalls über bestimmte Fragen abstimmen. Am Ende gilt, dass eine Demokratie sich auf den mühsamen Weg macht, über das Verhältnis von Selbstbestimmung und Lebensschutz abzustimmen.

Wir müssen uns entscheiden, ob wir die biologische Existenz schützen, weil sie Voraussetzung dafür ist, dass es überhaupt einen Träger von Menschenwürde gibt – oder ob das Selbstbestimmungsrecht über dem biologischen Lebensschutz stehen kann.

Nochmals: Die Mehrheit der Ärztinnen und Ärzte in Deutschland lehnt Sterbe- und Selbsttötungshilfe ab.

Was nicht unbedingt bedeutet, dass die Mehrheitsmeinung richtig ist.

Hermann Gröhe: Nun, die Demokratie setzt schon darauf, dass die Mehrheit gewichtige Argumente hat, um mehrheitlich zu überzeugen. Zugleich beendet ein Mehrheitsbeschluss keine Debatte, können Minderheiten zur Mehrheit werden.

Und ich wollte nur darauf hinaus, dass die Meinung des derzeitigen Präsidenten und auch die im Moment per Abstimmung erhobene Mehrheitsmeinung der Ärzteschaft noch keine Indizien dafür sind, dass wir es mit ethisch endgültigen Urteilen zu tun haben. In der Sterbehilfe-Debatte wird mir viel zu oft gesagt: Die Mehrheit der Ärzte meint aber dies oder jenes. Hat die Mehrheit, hat der Zeitgeist in Fragen der Ethik und Moral zwangsläufig recht? Wie hat sich zum Beispiel in den letzten hundert Jahren die Einstellung zur Homosexualität gewandelt!

Hermann Gröhe: In ethischen Debatten geht es um das Gewicht und die Logik der Argumente, nicht um die Zahl der Stimmen. Einstellungen wandeln sich – nicht zuletzt dank streitiger Debatten in einer offenen Gesellschaft.

Verbindliche Regeln aber brauchen Mehrheitsentscheidungen, Minderheitenschutz, klare Verfahren.

Im Übrigen wäre ich vorsichtig, den Zeitgeist immer beim anderen zu vermuten. Umfragen deuten eher darauf hin, dass der Ruf nach unbeschränkter Autonomie den Zeitgeist im Rücken hat.

Nikolaus Schneider: Ich finde, Sie haben zu Recht darauf hingewiesen, dass der Zeitgeist sich wandelt und auch die demokratische Willensbildung bestimmt. Das Beispiel „Homosexualität" ist dafür genauso tauglich wie die Gleichberechtigung von Mann und Frau oder die Gleichstellung nichtehelicher Kinder.

Unsere Freiheitsordnung entwickelt sich aus einer Fülle von Einzelentwicklungen – und auch durch das Lernen aus Fehlern. Insofern ist unsere Gesetzgebung nie für die Ewigkeit. Der gesellschaftliche Wandel verändert, ebenso wie der technische Fortschritt, auch unsere moralischen Grundsätze. Die Bundesrepublik Deutschland war bei ihrer Gründung so mutig, im Grundgesetz einige wenige Artikel aufgrund der Erfahrungen während der Nazi-Barbarei der Veränderung durch die Verfassungsgeber zu entziehen. Aber kein Gesetzgeber trifft Entscheidungen für alle Zeiten. Deshalb: Wenn der Bundestag in diesem Jahr über Sterbehilfe entscheidet, wird die Debatte keineswegs zu Ende sein.

Ich wollte das gar nicht leugnen, nur darauf hinaus, dass die gerade herrschende Mehrheitsmeinung ein schwaches Argument ist – gerade in einer Debatte, die sich damit quält, eine Diskrepanz zu beschreiben: zwischen dem, was gesetzgeberisch möglich ist, und dem, was ethisch andererseits geboten sein könnte. Sie wissen ja, was Hegel sagt: Im Prozess der Verrechtlichung entsteht für

Einzelne immer auch Unrecht. – Dieses Unrecht sollten wir möglichst klein halten.

Hermann Gröhe: Ja, natürlich! Deswegen braucht die abstrakte Gesetzgebung die konkrete Gesetzesanwendung im Einzelfall, hat Rechtsprechung oft Normen durch Auslegung weiterentwickelt.

Und was die Mehrheit angeht: Ich bin doch auch gelegentlich mit meinen Positionen – ob innerparteilich oder in der Gesamtgesellschaft – in der Minderheit. Und trotzdem bin ich überzeugt, dass ich recht habe. Aber darum geht es auch gar nicht.

Sondern?

Hermann Gröhe: Es geht mir darum, dass es beim Ringen um mehr Gerechtigkeit keine sinnvolle Alternative zum Mehrheitsprinzip gibt. Außerdem hat bei uns jede Minderheit die Chance, im Meinungsstreit zur Mehrheit zu werden – auch bei existenziellen Themen, die auch uns Parlamentarier sehr persönlich berühren. Aber Fortschritt im Bereich des Rechts ohne die gleichzeitige Achtung vor dem Mehrheitsprinzip funktioniert nicht. Übrigens ist die moralische Leidenschaft einer Minderheit auch noch kein Sachargument.

In der Tat.

Hermann Gröhe: Mehrheit ist nicht gleich Wahrheit. Aber aus diesem Satz darf auch kein Generalverdacht gegen die Mehrheit werden.

Vielleicht noch ein Satz zur moralischen Leidenschaft, ja zur Empathie: Bei der Sterbehilfe geht es um menschliches Leiden. Dieses Leiden löst nicht nur ein Mitleiden aus, sondern auch die Frage: Welche Relevanz hat der Einzelne für eine allgemeingültige Regelung?

Hermann Gröhe: Das stimmt. Das ist eine sehr berechtigte Frage. Werden wir als Politiker dem einzelnen leidenden Leben gerecht?

Ich wehre mich nur dagegen, jeden Sterbenswunsch zu akzeptieren und zugleich der von mir vertretenen Position zu unterstellen, wir seien kalte Normbewahrer, denen der konkrete Mensch gleichgültig ist. Ich befürchte ja gerade, dass dann, wenn wir die Normen nicht ernst nehmen, der Preis, den der Einzelne dafür zahlen muss, zu hoch ist.

Nikolaus Schneider: Der Punkt, um den wir uns die ganze Zeit drehen, ist doch: Welche Verpflichtung hat die Rechtsgemeinschaft dem Einzelnen gegenüber? Ich meine: Die Gemeinschaft muss sich am Wohl des Einzelnen orientieren, seine Freiheit gewährleisten, aber ihn auch schützen – etwa damit sein Leben bewahrt wird.

Die Rechtsgemeinschaft darf den Einzelnen aber nicht zwingen, am Leben zu bleiben. Die Frage ist: Muss die Gemeinschaft sicherstellen, dass der Einzelne sein Leben beenden kann, wenn und wie er das will? Genau da ist die Grenze für mich. Ich würde sagen, diese Pflicht gibt es nicht.

Ich weiß aber aus der Seelsorge, dass es viele gute Gründe dafür gibt, dass Menschen sterben wollen. Und wenn es so weit ist, fällt die Entscheidung niemals so rational, wie wir es hier diskutieren.

Könnten Sie uns ein Beispiel nennen?

Nikolaus Schneider: Wer wirklich sterben will, sucht sich seine Wege und ist meistens kaum noch für Ansprache zugänglich. Sterbewillige sind oft gefangen in sich selbst, sodass sie für Hilfen von außen selten erreichbar sind. Hier stoße ich auch als Seelsorger an meine Grenzen.

Wenn wir uns nun ein System überlegen, wie solche Menschen in einer angemessenen Weise Tötung auf Verlangen in Anspruch nehmen können, führt uns das nach meiner Einschätzung auf Abwege.

Hermann Gröhe: Niemand im Deutschen Bundestag tritt dafür ein, Tötung auf Verlangen straffrei zu stellen. Ob in jedem Fall eine Strafe verhängt werden muss, entscheiden Gerichte, und diese können im extremen Ausnahmefall auch zu einer sehr milden Strafe oder Strafverzicht kommen.

Hier geht es doch aber gar nicht ums aktive Töten. Nur um einen assistierten Suizid.

Hermann Gröhe: Ich bin in meiner Argumentation bewusst ein Stück weiter gegangen.

Ja, eben. Das ist aber nicht ganz fair. Die Praxis des assistierten Suizids ist bei uns extrem schlecht beleumundet – vielleicht auch deshalb, weil sie ständig in einem Atemzug mit aktivem Töten auf Verlangen genannt wird.

Hermann Gröhe: Da haben Sie mich falsch verstanden. Ich meinte: Selbst bei einer Tötung auf Verlangen – also im Fall einer Tat, bei der vom Gesetz her keine Straffreiheit vorgesehen ist – ist in Grenzfällen vorstellbar, dass ein Täter nicht ins Gefängnis muss, sondern der Richter in seinem Fall „Gnade vor Recht" ergehen lässt.

Ich finde übrigens nicht, dass der Suizid und die Suizidbeihilfe so schlecht beleumundet sind. Es gibt eher ein heroisierendes Reden über die Selbsttötung als wahren Akt menschlicher Freiheit. Das wird ziemlich verklärt.

Im Gegenzug wird aber ignoriert, dass jemand, der Suizid begeht, in einer Situation existenzieller Verzweiflung ist.

Hermann Gröhe: Wer ignoriert das? Die allermeisten Menschen wissen doch, dass es Situationen auswegloser Verzweiflung geben kann. Und heute bricht keiner mehr den Stab über Menschen, die sich getötet haben. Mich erschüttert es, wenn ich von einem Suizid höre, und mich treibt um, wie wir verzweifelten Mitmenschen besser helfen können. Auch die Theologen reagieren heute auf die Verzweiflungstat einer Selbsttötung nicht mehr mit Verdammung.

Gibt es trotzdem noch eine Scheu vor dem Selbstmord? So eine heilige Scheu, daran beteiligt zu sein? Der deutsche Sterbehelfer Uwe Christian Arnold ist ja einer der wenigen Ärzte hierzulande, die öffentlich darüber zu reden wagen. In seinem Buch „Letzte Hilfe" erzählt er, wie er selber nicht beim Suizid zugegen sein darf. Er erzählt von einem Patienten, der schon früh an den Rollstuhl gefesselt ist, damit aber ganz gut lebt. Irgendwann erleidet er einen Schlaganfall, ist ab dem Moment halbseitig gelähmt und kann nur noch ein Arm bewegen. Jetzt sagen ihm die Ärzte: „Du wirst demnächst den zweiten Schlaganfall haben und danach wirst du wahrscheinlich gar nichts mehr machen können." In dieser Situation wendet er sich an Herrn Arnold und der verspricht zu helfen. Sie treffen sich im Hotel. Herr Arnold bringt ihm den Giftcocktail mit, dann verlässt der Arzt das Hotel – wäre aber eigentlich gern als Beistand bei dem Patienten geblieben.

Hermann Gröhe: Ich möchte mich nicht zu Herrn Arnold im Detail äußern. Um es aber klar zu sagen: Da nähern wir uns der organisierten Beihilfe zur Selbsttötung.

Warum? Nur weil er Arzt ist und die Leute bei ihm Schlange stehen? Er ist übrigens pensioniert.

Hermann Gröhe: Wenn ich Selbsttötungshilfe wie ein Geschäftsmodell bewerbe, wird es sicherlich fragwürdig. Meine Bewunderung gilt nicht Herrn Arnold, sondern den vielen Helferinnen und Helfern, die in Hospizen mit liebevoller Zuwendung erreichen, dass ein Selbsttötungs- oder Tötungswunsch aufgegeben wird.

Aber er wirbt doch gar nicht und verdient damit keine Reichtümer.

Nikolaus Schneider: Zufällig habe ich heute einen Artikel gelesen, in dem es heißt: Ein Sterbehelfer darf durchaus dableiben, während der Patient den Giftcocktail einnimmt. Er muss auch nicht notfallmedizinisch eingreifen, sobald der Patient ohnmächtig wird, denn dessen Wille ist zu respektieren. Wer ganz sichergehen will, kann dazu vorher noch eine schriftliche Erklärung abgeben.

Trotzdem müsste Herr Arnold unter Umständen nachweisen, dass er den Cocktail nicht verabreicht hat, sondern nur im Zimmer war. Und deswegen verlässt er den Raum, damit man ihm nicht aktive Tötung vorwerfen kann, zumal er in dem beschriebenen Fall mit dem Patienten allein war.

Nikolaus Schneider: Ich bin sicher, es ist noch kein Arzt wegen Sterbehilfe abgeurteilt wurden. Das sind jetzt Konstruktionen.

Uwe-Christian Arnold ist mehrfach verklagt worden.

Nikolaus Schneider: Ich weiß, aber er ist nie *verurteilt* worden.

Hermann Gröhe: Meines Wissens hat seine Ärztekammer unter Androhung einer Geldstrafe von ihm verlangt, die Selbsttötungshilfe einzustellen – und *er* hat dagegen geklagt.

Die Prozesse waren trotzdem enorm teuer und zogen sich über Jahre hin. So etwas hat durchaus abschreckende Wirkung auf Ärzte.

Hermann Gröhe: Das sehe ich nicht so. Ich will im Übrigen per Gesetz einen sehr präzisen Punkt im Strafrecht ändern. Ich will die *organisierte* Selbsttötungshilfe untersagen, die – egal von wem – als Dienstleistung angeboten und beworben wird und die auf Wiederholung dieses Vorganges ausgerichtet ist – nicht immer mit der Absicht, Gewinn zu erzielen, aber oft. Genau diese Form der Selbsttötungshilfe will ich untersagen. Dadurch schaffen wir eine Klarstellung im Strafrecht, was gemessen an dem, was man alles regeln kann, ein vergleichsweise kleiner und sehr präziser Punkt ist.

Assistierter Suizid soll nicht verboten werden. Verstehe ich das richtig?

Hermann Gröhe: Ja, ich sage es zum wiederholten Male: Ich will an der Straffreiheit von Selbsttötung und damit auch von individuellen Beihilfehandlungen festhalten. Das bedeutet auch nicht, wie mir unterstellt wurde, dass nur Verwandte die Selbsttötung unterstützen dürfen. Was ich verbieten will, ist die organisierte, die geschäftsmäßige Dienstleistung.

Um es noch mal anschaulich darzustellen: Eine ältere Dame hat Krebs. Sie hat zwei Söhne, der eine ist Arzt, der andere Ingenieur. Sie braucht Hilfe beim Selbstmord und wendet sich an den Arzt-Sohn: „Kannst du mir etwas geben?" Er sagt: „Du, bitte lass mich da raus.

Ich verliere meine Approbation. Bitte meinen Bruder um Hilfe." Ist das sinnvoll?

Hermann Gröhe: Das ist vor allem lebensfremd. Denn unsere Rechtsordnung trägt dieser besonderen Beziehungssituation natürlich Rechnung. So müsste keiner der Brüder zugunsten oder zulasten des anderen aussagen, wer was getan hat. Dieser Nahbereich ist zu Recht geschützt. Der angeblich ständig drohende Entzug der Approbation ist auch nicht die Realität: Die Ärzteschaft hat hier in der Vergangenheit Augenmaß bewiesen – und kann und wird auch in Zukunft die gut begründete Gewissensentscheidung eines Kollegen nicht verfolgen, solange es ein nachvollziehbarer besonderer Einzelfall ist. Da bin ich mir sicher.

Nikolaus Schneider: Das einzige Problem ist, dass die Approbationsordnungen der Landesärztekammern unterschiedlich sind.

Hermann Gröhe: Die Unterschiede werden häufig überzeichnet dargestellt. Die Einheitlichkeit des Berufsrechts ist an dieser Stelle größer als manche wahrhaben wollen. Der Präsident der Bundesärztekammer hat bei einer Pressekonferenz im Dezember 2014 im Namen und im Beisein von Vertretern aller Landesärztekammern betont, dass die Berufsordnungen trotz mancher Variante im Wortlaut dieselbe Norm festlegen: Selbsttötungshilfe ist keine ärztliche Aufgabe. Wohin die Aufweichung dieser Norm in der Konsequenz führen würde, habe ich gesagt: zur Tötung auf Verlangen. Deshalb bin ich der Ärzteschaft dankbar für diese Klarstellung. Im Übrigen hat eine Woche später der Deutsche Ethikrat in seiner Stellungnahme zu Sterbehilfe und Suizidprävention gleichfalls unterstrichen, dass Selbsttötungshilfe keine ärztliche Aufgabe ist.

Bitte noch einmal zurück zum Verbot organisierter und geschäftsmäßiger Sterbehilfe. Machen Sie damit nicht Sterbehilfe überhaupt unmöglich? Sobald ich Arzt bin, bin ich ja organisiert, schon allein deshalb, weil der Patient weiß, wo er mich findet. Und sobald ich Geld für die Sterbehilfe nehme, ist es ein Geschäft. Wie soll es denn aber kein Geschäft sein?

Es gibt in unserer Gesellschaft keine Dienstleistung, die nicht auf die eine oder andere Weise entlohnt wird. Wenn ausgerechnet die schwierige Aufgabe des assistierten Suizids kostenlos erfüllt werden soll, wer soll es dann tun? Ärzte im Ruhestand, die als ehrenamtliche Sterbehelfer unterwegs sind?

Hermann Gröhe: Wir haben zu dieser Frage gute Vorarbeiten aus der letzten Legislaturperiode. Was das Wort „erwerbsmäßig" meint, ist klar: Es geht um wirtschaftliche Gewinnerzielung. Und „geschäftsmäßig" steht dafür, eine bestimmte Dienstleistung wiederholt anzubieten.

Das scheint mir für Hilfe suchende Patienten ziemlich dramatisch zu sein. Plötzlich entsteht in unserer Dienstleistungsgesellschaft ein Sonderbereich, der nicht honoriert werden darf. Das ist ja beinahe perfide: Da schließt man den assistierten Suizid quasi aus.

Hermann Gröhe: Noch einmal: Das ärztliche Standesrecht schließt Selbsttötungshilfe als ärztliche Aufgabe aus. Daran will ich nichts ändern; ich will die berufsrechtlichen Vorgaben nicht mit einem Sonderstrafrecht für Ärzte bewehren. Ich will weder zulasten noch zugunsten des Arztes an dieser Stelle irgendein Sonderrecht, aber bejahe, anders als Sie, dass wir heute eine berufsethische und berufsrechtliche Absage der Ärzteschaft an den ärztlich assistierten Suizid haben. Damit stelle ich doch nur den Status quo fest.

Und doch wird sich in der Realität der Status quo verändern – wenn die Sterbehilfe standesrechtlich untersagt bleibt und sie de facto auch nicht mehr organisiert oder honoriert werden darf. Wohin kann ich dann als Betroffener gehen? Zum Arzt nicht, zu Herrn Arnold nicht, zu Herrn Kusch nicht. Nirgendwohin.

Hermann Gröhe: Sie können und sollten sich als Betroffener mit allen Ihren Sorgen immer an den Arzt Ihres Vertrauens wenden. Nur können Sie nicht verlangen, dass er jeden Ihrer Wünsche erfüllt.

Im Übrigen betrifft das Tun der Vereine, das ich untersagen will, nur eine kleine Zahl sterbewilliger Menschen, kann aber mittelfristig die Einstellung in unserem Land bedenklich verändern. Das will ich verhindern.

Na gut, dann muss ich doch, wenn ich nicht mehr leben will, in die Schweiz reisen?

Hermann Gröhe: Dass es diese Möglichkeit gibt, darf uns nicht daran hindern, um die für unser Gemeinwesen beste Regelung zu ringen.

Der Verein von Herrn Kusch zeigt zudem im Schlechten, wo das hinführt. Dort dominiert die fast schon demonstrative Selbsttötung, der Bilanzsuizid, der Lebensbeendigungswunsch oder wenn Sie so wollen: die Lebensmüdigkeit. Das hat mit den psychischen und physischen Notfällen, die Sie an anderer Stelle geschildert haben, nichts zu tun. Kuschs Vereinsmitglieder haben sich bei klarem Verstand und guter Gesundheit dabei filmen lassen, wie sie für die Beihilfe zum Suizid werben. Diesem Treiben will ich ein Ende machen.

Zu Kusch gehen also nur dekadente suizidale Zyniker?

Hermann Gröhe: Das sage ich gar nicht! Sie bauen hier einen Pappkameraden auf, damit Sie leichter draufhauen können. Nicht der Selbsttötungswunsch ist zynisch, sondern das geschäftsmäßige Angebot des Todes als Dienstleistung.

Nikolaus Schneider: Für mich ist es der Idealfall, wenn der Hilfe suchende Patient mit seinem Hausarzt, der ihn gut kennt, reden kann. Wenn er ihn vertrauensvoll fragen kann: „Wie setze ich meinem Leben selber ein Ende?" Wünschenswert ist ja keine isolierte Sterbeberatung oder Selbsttötungsberatung, sondern dass der Sterbewunsch innerhalb einer Gesamtdiagnose richtig verstanden wird.

Hermann Gröhe: Was übrigens nicht heißt, dass nicht Ärzte dadurch auch in Not geraten können – in Gewissensnot. Im akuten Fall kommen die Fragen: „Halte ich mich jetzt an die Schweigepflicht? Oder müsste ich der Ehefrau meines Patienten sagen, dass ihr Mann sterben will." Soll er ihr sagen, dass ihr Partner dringend Zuspruch braucht, dass sie auf ihn einwirken soll, damit er sich helfen lässt? Dass er gegebenenfalls schnellstmöglich Medikamente gegen seine schwere Depression nehmen soll?

Herr Schneider, wie ist denn Ihr Eindruck als Seelsorger: Sind unsere Ärzte bereit, Suizidberatung zu leisten?

Nikolaus Schneider: Im Normalfall: ja. Meine Erfahrung ist, dass Ärzte viel stärker auf Hilfe für ihre Patientinnen und Patienten bedacht sind als auf die Sorge um ihre weiße Weste. Der Großteil der Ärzteschaft scheint mir sehr auf das Wohl ihrer Patienten ausgerichtet – und das beinhaltet auch, die Sterbephase nicht unnötig zu verlängern.

Leider passiert es dennoch viel zu oft, dass gerade am Ende des Lebens unnötig therapiert wird. Aber ich nehme durchaus wahr, dass sich in der Ärzteschaft beim Umgang mit dem Sterben viel verändert hat. Ärzte können heute besser akzeptieren, dass Sterben und Tod nicht der letzte Feind sind, den sie um jeden Preis bekämpfen müssen.

Jetzt müssten wir den Patienten nur noch zusichern können: „Du wirst nicht in die Lage kommen, dass du unter Schmerzen und allein stirbst." Das zu organisieren, dafür die Mittel in die

Hand zu nehmen, scheint mir brisanter als die ganze Suiziddiskussion.

Hermann Gröhe: Richtig! Auch ich halte das für die wichtigste Aufgabe von Politik und Gesellschaft: wirkliche Hilfen im Leben und im Sterben zu geben – nicht Suizidassistenz zu organisieren. Deswegen haben wir ein Gesetz zum Ausbau der Palliativ- und Hospizversorgung auf den Weg gebracht.

Bis vor 30, 40 Jahren war es üblich, dass eine Großzahl der Krankenhäuser in christlicher Trägerschaft war oder einen christlichen Hintergrund hatte. Inzwischen sind Kliniken und Pflegeeinrichtungen oftmals privatisiert, wurden von einem Konsortium XY übernommen, nun weht ein anderer Wind – Stichwort „Kostenreduktion". Man betreibt vielleicht 35 Krankenhäuser und hat vor allem ein Ziel: Gewinn abwerfen. Der Geschäftsführer sagt: Zehn Prozent Gewinn müssen eigentlich drin sein.

Hermann Gröhe: Auch hier sollten wir kein Zerrbild zeichnen. Ich bin ein großer Freund von Krankenhäusern in gemeinnütziger oder auch kommunaler Trägerschaft. Aber ich sehe, dass auch private Krankenhäuser ihren Dienst an den Menschen in sehr guter Weise leisten. Dass dabei auch verdient wird, finde ich per se nicht falsch. Es gibt unabhängig von der Trägerform gute und weniger gute Krankenhäuser – da brauchen wir noch mehr Transparenz, damit der Patient entscheiden kann. Im Übrigen, in meinem Heimatbundesland, Nordrhein-Westfalen, ist immer noch die Mehrheit der Krankenhäuser frei gemeinnützig, zumeist kirchlich.

In anderen Bundesländern nicht.

Hermann Gröhe: Ja, die Situation in den Bundesländern ist unterschiedlich. Entscheidend ist, dass wir die Versorgung von Sterbenden flächendeckend verbessern wollen. Dazu wird gehören, dass Krankenhäuser für ihre Palliativstation Finanzierungsvereinbarungen jenseits der Fallpauschalen wählen können.

Zudem mache ich die Erfahrung, dass gerade kirchliche Krankenhäuser einen Blick auch für andere religiöse Bedürfnisse haben. Man könnte ja sagen: Ist es in einer Region noch zeitgemäß, wenn alle Krankenhäuser katholisch oder evangelisch sind, aber 20 Prozent der Bevölkerung muslimisch oder gehören keiner Religion an? Doch nicht zuletzt in kirchlichen Krankenhäusern wächst das Bewusstsein für verschiedene religiöse Bedürfnisse und sie bieten neben der Kapelle zum Beispiel einen muslimischen Gebetsraum an oder „spirituelle Begleitung", wie das in der Hospizbewegung heißt, für Menschen, die sich keiner konkreten Religion zugehörig fühlen – und doch oft gleichermaßen mit den „letzten Fragen" ringen. Das ist eine gute Entwicklung, auch in anderen kommunalen oder privaten Kliniken.

Wir haben viel über Gesetze und Medizin gestritten. Wollen Sie auch etwas zur Sterbekultur sagen?

Nikolaus Schneider: Ich erlebe, dass Menschen angesichts der Begleitung eines Familienmitgliedes, das im Sterben liegt, sprachlos werden. Deshalb ist es eine ganz herausragende Aufgabe von

Pfarrern und Kirchengemeinden, nicht nur Sterbewillige, sondern auch deren Familien zu begleiten und sie anzuleiten: Wie kann man übers Sterben reden? Wie kommuniziere ich mit einem Menschen, der kaum noch sprechen kann? Und wie kann ich den Sterbenden hineinholen in meinen Alltag?

Welche Erfahrungen verbinden Sie persönlich mit dem Thema Sterben und Sterbebegleitung?

Hermann Gröhe: Meine Frau und ich haben vier Kinder. Gemeinsam haben wir über einen längeren Zeitraum meinen schwerkranken Schwiegervater begleitet, am Ende auch beim Sterben. Das war für die gesamte Familie prägend – und zwar positiv. Als Erfahrung von Gemeinsamkeit. Natürlich war für uns mit dem Tod dieses besonders nahen Menschen große Trauer verbunden. Die bleibt auch über Jahre präsent. Wir haben jedoch gelernt, uns gegenseitig zu stützen angesichts von Tod und Sterben. Diese Erfahrung hat uns auch jetzt beim plötzlichen Tod meiner Mutter und in der kurzen Zeit auf der Palliativstation sehr geholfen. Eine wachsende Zahl auch älterer Menschen lebt aber ohne diesen Halt in der Familie. Hier sind Freunde und Nachbarn oft besonders gefordert.

Schon jetzt herrscht in den Großstädten der absurde Zustand, dass es zahlreiche einsame alte Menschen gibt, deren Kinder und Enkel sehr weit weg leben, und zugleich überforderte Familien in der Mitte ihres Erwerbslebens stehen, deren Eltern und Großeltern nicht vor Ort sind, um ihnen vielleicht helfen zu können, zum

Beispiel, indem sie einmal auf die Kinder aufpassen, wenn die Eltern krank sind. Eigentlich müsste man diese beiden sozialen Gruppen zusammenbringen.

Hermann Gröhe: Wir brauchen dringend neue, die klassische Familie ergänzende Formen des füreinander Einstehens und der gelebten Solidarität zwischen den Generationen. Das muss uns viel stärker zum Beispiel bei der Gestaltung von Wohnquartieren leiten. Wir müssen Pflege durch Fachkräfte und ehrenamtliche Begleitung stärker verzahnen, Informationsangebote auch zu Tabuthemen schaffen – etwa zur Gewalttätigkeit bei Demenz.

Was geschieht da?

Hermann Gröhe: Demenzkranke werden mitunter handgreiflich gegenüber ihren Lebenspartnern, die oftmals selbst betagt und schwach sind. Da ist es wichtig, dass Kinder oder nahe Verwandte helfen, weil sie in dem altersverwirrten, gewalttätigen Menschen stets auch noch den sehen, der er einmal war. Das ist dem ehrenamtlichen Helfer oder dem Pflegeprofi, der neu in die Situation tritt, nicht so leicht möglich. Er sieht nur die mürrische Frau, den aggressiven Mann. Zugleich müssen wir auch die professionelle Fachpflege weiter ausbauen, um überforderten Angehörigen zu helfen. Und wir müssen Wohnquartiere bauen, wo Demenzkranke sich möglichst frei bewegen können.

Im durchrationalisierten Klinikbetrieb sieht es derzeit so aus, als würde künftig noch viel weniger Zeit für intensive Gespräche am Krankenbett bleiben als bisher. Und für seelsorgliche Gespräche ebenso. Ein begleitetes, gutes Sterben kostet Zeit und damit Geld. Wo soll das Geld herkommen?

Hermann Gröhe: Mit dem geplanten Gesetz zur Verbesserung der Hospiz- und Palliativversorgung werden wir die Rahmenbedingungen auch auf der finanziellen Seite verbessern.

Und wir werden zum Beispiel die Arbeit ambulanter Hospizdienste in Krankenhäusern ermöglichen. Zentral für eine gute Versorgung im Krankenhaus und in der Pflegeeinrichtung sind das fachliche Können und die menschliche Zugewandtheit von Ärztinnen und Ärzten, Schwestern und Pflegern. Auch deswegen wollen wir mit einem Pflegestellenförderprogramm im Rahmen der Krankenhausreform die Pflege auf der Station stärken.

Zugleich gibt es wichtige Bedürfnisse der Kranken und Pflegebedürftigen, die brauchen zusätzliche Zeit – zum kurzen Spaziergang, zum Vorlesen eines Briefes oder aus der Zeitung, zum gemeinsamen Blick ins Fotoalbum. Das können sie nicht durch bezahlte Profis zulasten der Sozialkassen leisten. Auch wenn wir jetzt 20 000 zusätzliche Betreuungskräfte für unsere Pflegeheime durch die Pflegeversicherung finanzieren und auch Betreuungs- und Entlastungsangebote in der ambulanten Pflege verstärken, ist hier ein weites Feld für ehrenamtliches Engagement. Und da geschieht ja auch Bewundernswertes!

All das, was Menschen heute hunderttausendfach und von der Öffentlichkeit kaum wahrgenommen füreinander tun, weil sie miteinander verwandt sind, wird in Zukunft vermehrt auch durch andere zu leisten sein.

Und auch weil sich die Formen von Familie verändern.

Hermann Gröhe: Auch das wird mit Sicherheit neue Bedürfnisse auslösen. In der Folge werden zum Beispiel neue Wohnformen entstehen, wie die geförderte Pflegewohngruppe. Beeindruckt bin ich immer wieder, wie viele Menschen in diesem Zusammenhang ein Ehrenamt übernehmen. Ehrenamtliches Engagement für Sterbende wurzelt oft in guten eigenen Erfahrungen. Da ist die Witwe, die beim Tod ihres Mannes von einer freiwilligen Helferin verlässlich und liebevoll begleitet wurde und dafür sehr dankbar ist. Nun will sie nach einer Phase der Trauer selbst helfen. Ähnliches höre ich immer wieder, auch von Männern.

Es betrübt mich, zu erleben, dass das Lob solch ehrenamtlichen Engagements manchmal von Fachkräften als Missachtung ihrer Arbeit und ihrer Arbeitsbedingung verstanden wird. Das liegt mir völlig fern.

Professionelle Arbeit und ehrenamtliche Hilfe sind gleichermaßen großartige Beiträge zu einem menschlichen Umgang mit Schwerkranken und Sterbenden. Wir brauchen beides!

Nikolaus Schneider: Ich finde ja, in unserer gegenwärtigen Situation liegt eine große Chance. Wir merken nämlich, dass gesellschaftlicher Zusammenhalt stärker als zuvor nötig ist und in neuer Weise eingeübt werden muss. Wenn uns das nicht gelingt, werden wir immer mehr Vereinsamung erleben – und dann wächst wirklich das Begehren, seinem Leben ein Ende zu setzen.

Wie wollen Sie also den sozialen Zusammenhalt stärken?

Hermann Gröhe: Als Politiker möchte ich zunächst betonen: Gegenseitige Verantwortung der Generationen ist etwas Normales! Dass Eltern für die Bildung ihrer Kinder einstehen, ist genauso selbstverständlich wie eine Verpflichtung der Kinder gegenüber ihren Eltern zum Beispiel im hohen Alter. Ich glaube, dass wir als Gesellschaft etwas wesentlich verlieren, wenn wir das nicht für normal halten. Staatliche Förderung ist natürlich trotzdem nötig, um solche gegenseitige Hilfe zu fördern und zu erleichtern – ggf. aber auch zu ersetzen. Aber die starke Solidarität, die im Kleinen heute das Verhalten von Millionen Menschen prägt, dass etwa die Oma dem Azubi von ihrer kleinen Rente noch etwas zusteckt, oder dass das Kind gern für die Oma einkauft – diese alltägliche Solidarität muss auch in der öffentlichen Debatte vorkommen. Und wir dürfen eben nicht denken: Ich nehme jetzt dem Staat die Erziehung meiner Kinder ab. Oder: Ich nehme dem Staat die Pflege meiner Eltern ab. Umgekehrt wird ein Schuh draus: Ich sorge für meine Kinder, für meine Eltern – und der Staat *hilft* dabei, schafft gute *Rahmenbedingungen* für diese gelebte Solidarität.

Nikolaus Schneider: Solidarität ist grundlegend für unser Leben. Leben ereignet sich immer zwischen den Generationen, und das ist auch für die Sterbehilfedebatte ein wichtiger Gesichtspunkt. Unser Autonomie-Anspruch muss eingebettet sein in unser Verantwortungsgefühl füreinander. Sonst wird er leer und führt wirklich in die Vereinsamung.

Lieber Herr Gröhe, lieber Herr Schneider, ich danke Ihnen für das Gespräch. Und ich hoffe, das es vielen Lesern Anlass gibt, mit ihren Angehörigen offen über die persönlichen Fragen des Lebensendes zu sprechen.

Interview mit Anne Schneider

Frau Schneider, Sie haben ein schweres Jahr hinter sich. Eine be-
ängstigende Diagnose – aggressiver Krebs, der öffentliche Rücktritt
Ihres Mannes von seinen kirchlichen Ämtern. Wie geht es Ihnen?

Anne Schneider: Die Diagnose „Inflammatorischer Brustkrebs"
Ende Juni letzten Jahres war ein Schock. Von einem Augenblick
auf den anderen war nichts mehr wie zuvor.

Wir mussten ganz schnell ganz viele Entscheidungen treffen,
weil der Arzt sagte, dass die aggressiven Krebszellen schon im
Lymphsystem waren. Uns war klar: Entweder der Krebs ist nicht
zu stoppen und wir müssen uns mit meinem Sterben auseinandersetzen – oder es liegt ein hartes therapeutisches Jahr vor mir,
mit massiver Chemotherapie, radikaler Operation und Bestrahlung. So oder so wollten wir diese Zeit zusammen haben.

Deshalb hat mein Mann sehr rasch entschieden, sein Amt als
Ratsvorsitzender der Evangelischen Kirche vorzeitig aufzugeben.
Er wollte in den vor uns liegenden Behandlungsmonaten nicht
in immer neue Konflikte geraten, wie viel Zeit er sich für mich
nehmen kann, ohne seine kirchliche Leitungsaufgabe mit den
zahlreichen öffentlichen Auftritten zu vernachlässigen.

Sie haben dann beide auch bewusst die Öffentlichkeit gesucht und über die Situation offen gesprochen. Das hätten Sie ja nicht gemusst. Ihr Mann hätte auch „aus persönlichen Gründen" seinen Rücktritt erklären können.

Anne Schneider: Über Theologie zu reden und dabei zum Glauben einzuladen, ohne über sich selbst zu reden, das geht für uns nicht. In dieser Frage sind mein Mann und ich uns einig.

Unsere Theologie und unser Glaube wurzeln in unserem konkreten Leben und betreffen unser konkretes Leben. Das heißt, unsere Lebenskrisen sind Teil unseres Nachdenkens über Gott und Teil unseres Gottvertrauens. Wenn wir also über Gott, Glaube, Kirche reden, dann reden wir auch darüber, wie es gerade um uns steht. Angemessene Theologie ist für uns kontextuelle Theologie. So war es schon beim Sterben unserer Tochter Meike.

Schon einmal hat eine schwere Krebserkrankung in Ihrem Leben eine dramatische Rolle gespielt. Ihre Tochter Meike starb nach monatelangem Kampf gegen die Krankheit. Nach ihrem Tod haben sie mit Ihrem Mann ein Buch mit dem Titel „Vertrauen" geschrieben. Darin geht es um Gottvertrauen, aber auch um das Vertrauen in Ihre gegenseitige Liebe.

Anne Schneider: Es war uns wichtig, unsere Erfahrung zu teilen: Die Liebe von Gott und von Menschen bewahrt uns vor Bitterkeit und Verzweiflung auch angesichts des Todes geliebter Menschen. In unserem Buch machen wir deutlich, dass unser

Vertrauen zu Gott und Menschen uns nur dann in schweren Zeiten tragen kann, wenn es ein „Dennoch-Vertrauen" ist. Also ein Vertrauen, dass nicht gleich zerbricht, wenn das Leben nicht so läuft, wie wir es uns wünschen. Oder wenn Gebete nicht erhört werden. Oder wenn unsere Mitmenschen anders reden und anders handeln, als es unserer eigenen Überzeugung entspricht.

Gott sei Dank hat mich ein solches „Dennoch-Vertrauen" zu Gott, zu Nikolaus und zu vielen Menschen nach Meikes Sterben und auch nach meiner erschreckenden Diagnose getragen.

Wenn ich das richtig verstanden habe, wurden Sie gleich am ersten Tag mit der ganzen Brutalität der Diagnose konfrontiert. Hat Sie das zornig gemacht?

Anne Schneider: Für Zorn war zuerst keine Zeit und danach überwogen andere Gefühle. Am ersten Tag machte der Arzt Ultraschallbilder und Biopsien der Brust und der Achselhöhle und sagte anschließend: „Vergessen Sie alle Hoffnungen auf eine harmlose Brustentzündung." Und dann hat er die anderen Patienten warten lassen, um weitere Untersuchungen in die Wege zu leiten, Radiologie, Kardiologie, Mammografie und so weiter. Am nächsten Tag war ich nach diversen Untersuchungen eine Stunde lang bei einer Pharmazeutin, die mir die Nebenwirkungen der geplanten Chemotherapie erklärte. Da war mir plötzlich das Leid von Meike ganz nah, deren Quälerei am Ende nichts genützt hat. Direkt nach ihrem Tod hätte ich einen solchen Behandlungsplan für mich wohl nicht unterschrieben.

Warum haben Sie es jetzt doch getan?

Anne Schneider: Als ich meine Zweifel und Bedenken dem Arzt andeutete, fragte er mich: „Wollen Sie jetzt sterben?" Da wurde mir klar: Ich will jetzt nicht sterben, ich hänge am Leben. Und ich vertraue darauf, dass der Arzt mit seiner Behandlung jetzt das Richtige für mich tut.

Für mich war es wichtig, dass der Arzt mir die Wahrheit sagte und mir damit das Gefühl gab: Ich werde als Person wahr- und ernstgenommen und nicht nur als Fall. So war es auch bei dem Arzt, der die Mammografie durchführte. Er wich meinem Blick nicht aus, sondern guckte mich an, wenn auch mit einem ganz traurigen Blick. Ich fühlte mich gedrängt, ihn zu trösten. Da sagte er: „Sie müssen mich nicht trösten, ich muss Sie trösten." Ich sagte: „Aber Sie gucken so traurig!" Er: „Das ist doch aber alles ganz traurig." Ich sagte: „Ja, das stimmt."

Und fühlte mich durch diesen knappen Dialog seltsamerweise getröstet.

Also, da war kein expliziter Zorn in mir in diesen Tagen. Vielmehr hatte ich in den ersten drei Tagen und Nächten einen Kloß im Hals und „Wirrwar" im Kopf. Ich konnte nicht richtig essen und schlafen, bis ich mir gesagt habe: Was ist denn eigentlich das Schlimmste, was dir jetzt passieren kann? Und was ist das Beste, das du dir jetzt erhoffen kannst? Als ich dann planspielartig die Möglichkeiten von einem qualvollen Krebstod bis zu einer nachhaltigen Heilung durchdacht hatte, ging es mir besser.

Während dieses Durchdenkens wurde mir auch bewusst: Mein irdisches Leben war und ist ein Geschenk, für das ich Gott sehr dankbar bin. Und mich trägt Gott sei Dank die Gewissheit, dass mein Tod nicht mein absolutes Ende und nicht die Auslöschung meiner Gottesbeziehung ist. Deshalb muss ich mein irdisches Leben nicht um jeden Preis verlängern lassen. In Verantwortung vor Gott und vor den Menschen, die ich liebe, fühle ich mich auch frei, unter bestimmten Umständen meine Sterbephase zu verkürzen. Wenn ich keine Perspektive eines sinnerfüllten Lebens auf dieser Erde mehr habe, gibt es für mich auch die Option, mir dafür ärztliche Hilfe zu suchen.

Sie sprechen von Sterbehilfe ...

Ja, ich spreche von einer ärztlich begleiteten Beihilfe zum Suizid. Mit meinem Mann bin ich in dieser Frage der Beihilfe zur Selbsttötung uneins. Er lehnt diese Form der Sterbehilfe als theologische Norm und als gesellschaftliche Normalität kategorisch ab.

Gegen kommerzielle Sterbehilfe bin ich auch, aber organisierte Sterbehilfe halte ich in manchen Fällen durchaus für hilfreich: Menschen sollen sich meines Erachtens die Hilfe zur Selbsttötung nicht kaufen müssen, aber sie sollten ohne Probleme Zugang zu einer solchen Hilfe finden. Die Regelungen etwa in der Schweiz entsprechen dabei durchaus meinen Vorstellungen.

Mein Mann und ich führen zu diesem Themenkomplex schon seit Jahren eine kontroverse Debatte – persönlich, ethisch und auch theologisch. Also diese Fragen bewegen uns nicht nur oder erst angesichts meiner Krebserkrankung.

Vor dreitausend Jahren betete ein gottesfürchtiger Mensch: „Herr, lehre uns bedenken, dass wir sterben müssen, auf dass wir klug werden"(Psalm 90, 12). Zu dieser erbetenen Lebensklugheit gehört für mich auch eine zugleich gottesfürchtige wie selbstbewusste Sterbensklugheit. Mit der Gottesebenbildlichkeit ist meines Erachtens uns Menschen auch eine verantwortete Freiheit im Blick auf die Gestaltung der Sterbephase geschenkt. So wie ich die katholische Position gegen die Geburtenverhütung ablehne, so lehne ich ein kategorisches Nein der Kirchen zur Selbsttötung ab. Ich sehe es als Teil meiner mir von Gott übertragenen Verantwortung, dass ich unter bestimmten Umständen auch entscheiden darf: Jetzt gebe ich mein mir von Gott geschenktes irdisches Leben dankbar an ihn zurück. Und ich muss mich nach meiner ethischen Überzeugung dann auch nicht auf sogenannte „natürliche Methoden" wie die Einstellung von Essen und Trinken beschränken – so wie ich mich bei der Geburtenverhütung auch nicht an „Knaus-Ogino" gebunden wusste.

Was heißt das konkret?

Anne Schneider: Meiner theologisch-ethischen Überzeugung widerspricht es nicht, Ärzte um einen tödlich wirkenden Medikamenten-Cocktail zu bitten, um meine Sterbephase abzukürzen. Ich hoffe, wenn ich selber an den Punkt komme, so sterben zu wollen, dass mein Mann mich dann begleitet. Dass er neben mir sitzen und meine Hand halten würde, wenn ich das Gift trinke. Auch wenn es seiner theologisch-ethischen

Überzeugung widerspricht. Ich hoffe, dass dann die Liebe stärker ist.

Auf jeder Intensivstation reißen wir die Menschen dem Tod aus der Hand, und manchmal verlängern wir dadurch nicht nur ihr Leben, sondern auch ihren Schmerz.

Anne Schneider: Das muss nicht so sein. Wir haben da schon auch andere Erfahrungen gemacht, nicht zuletzt bei unserer Tochter Meike, die auf eincr Intensivstation starb. Dennoch würde ich eine Palliativstation oder ein Hospiz für mein Sterben vorziehen. Und auf Ärzte hoffen, denen es nicht in erster Linie um die Verlängerung meines irdischen Lebens geht.

Meine Mutter hatte einen tollen Arzt, der stellte ihr in der Schlussphase des Darmkrebses einen Morphiumdiffuser ans Bett und sagte: „Sie können das selber bedienen, um ihre Schmerzen zu lindern. Aber wenn Sie eine Grenze überschreiten, hört Ihr Herz auf zu schlagen." Meine Mutter hat diese Grenze damals nicht überschritten. Aber sie hätte mir damit keine ethisch-theologischen Probleme gemacht, wenn sie es getan hätte.

Ich glaube, dass wir Menschen uns mit der aktiven Verkürzung unseres Sterbeprozesses nicht zwangsläufig von Gott trennen. Es ging und geht Menschen, die sich selbst töten, doch nicht – wie manche Theologen befürchten – in jedem Fall um Selbstrechtfertigung oder Selbstvergottung. Und die theologischen Sätze „Unser Leben ist ein Gottesgeschenk", „Gott allein ist der Herr über Leben und Tod", „Gott steht für das Leben" sind für mich in diesem Zusammenhang oft nur abgehobene Sprüche.

Der Mensch ist keine Marionette Gottes. Er ist nicht ohnmächtig dem vermeintlichen Willen Gottes ausgeliefert. Er muss nicht betend warten, dass Gott handelt, er soll und kann betend auch selbst handeln. So wie Dietrich Bonhoeffer glaube ich, „… dass Gott … auf aufrichtige Gebete und verantwortliche Taten wartet und antwortet." Gott will, dass wir unser Leben – und dazu gehört auch unser Sterben – auch in die eigenen Hände nehmen. Um Gottes Willen müssen wir uns nicht am irdischen Leben festklammern. Der Tod ist für mich nicht nur ein grausamer Feind, sondern auch eine offene Tür in das uns verheißene unzerstörbare Leben bei Gott.

Ich wünsche mir von meiner Kirche etwas mehr Mut zur protestantischen Freiheit und zur Vielstimmigkeit in ethischen Fragen, wenn – wie jetzt – über Regelungen zum assistierten Suizid gestritten wird.

In ihrem gemeinsamen Buch über das Vertrauen hadern sie nicht mit Gott angesichts des Todes ihrer Tochter. Das alte Theodizee-Problem kommt gar nicht vor.

Anne Schneider: Doch es kommt vor, es gibt sogar ein ganzes Kapitel dazu: „Gottvertrauen ist kein ‚Ja und Amen' zu allem, was geschieht".

Allerdings geht es für mich in dem Buch wie überhaupt bei dem „alten Theodizee-Problem" nicht um eine selbstgerechte

Abrechnung mit Gott. Es geht mir dabei mehr um ein Klagen und Fragen als um ein Hadern.

Beispielsweise bricht für mich angesichts eines vorzeitigen oder qualvollen Sterbens von Menschen die alte Theodizeefrage immer wieder neu auf. Also die Frage: Warum setzt Gott seine Lebensmacht nicht ein, um diese schrecklichen Todeserfahrungen für die Sterbenden und für die Angehörigen zu verhindern?

Mir hat es in meiner Trauer um Meike gutgetan, in Gott eine Adresse für mein Klagen und Fragen zu haben, ohne dass ich damit der Lösung des Theodizee-Problems nähergekommen wäre.

Hadern Sie mit Ihrem Schicksal?

Anne Schneider: Nein, weder im Blick auf meine Trauer um Meike noch im Blick auf meine Krebs-Diagnose. Ich hatte 66 wunderbare Jahre mit ganz vielen Höhen und einigen Tiefen. Mit beidem und in beidem, den Höhen und den Tiefen, konnte ich in Beziehungen leben, die mich mit Glück erfüllen – das gilt besonders für meine Beziehung zu meinem Mann, Nikolaus. Zu den Kindern, Enkeln, Verwandten. Viele Freundinnen und Freunde bereichern mein Leben. Ich hatte einen Beruf, der mir Spaß machte. Wir haben nichts Wichtiges auf „später" verschoben. Und ich wusste mich gerade auch in den schweren Zeiten von Gott begleitet. Also hadere ich nicht mit meinem Schicksal, im Gegenteil: Ich bin voller Dankbarkeit. Aber da gibt es schon manchmal eine Stimme in mir, die sagt: Diese Krankheit ist unfair, sie will mich rausreißen aus diesem wunderbaren Leben.

Inzwischen habe ich ja das Schlimmste der Behandlung geschafft. Und das Wunderbare ist: Chemotherapie, Operation und Bestrahlung haben so gut gewirkt, dass jetzt keine Krebszellen mehr nachweisbar sind. Die Prognosen versprechen mir ein paar „krebsfreie" Jahre. Also wahrlich kein Grund zum Hadern, sondern ganz viele Gründe zur Dankbarkeit.

Was heißt für Sie Gottvertrauen?

Anne Schneider: Gottvertrauen heißt für mich: Ich weiß mich bei allem, was in der Welt geschieht und was mir persönlich widerfährt, von Gott begleitet. Und mich trägt dabei die Gewissheit, dass Gottes Macht stärker ist als alle Todesmächte dieser Welt – auch wenn wir das bedauerlicherweise oft nicht wahrnehmen können.

Gott hat leider auch den Menschen, die auf ihn vertrauen, die Gutes tun und gegen das Böse kämpfen, kein Paradies auf Erden versprochen. Gottvertrauen lässt sich nicht verrechnen mit irdischem Glück, irdischem Erfolg, irdischer Gesundheit. Deshalb brauche ich für mein Gottvertrauen den Glauben an Ostern, an die Auferstehung der Toten, an das ewige Gottesreich. Ich brauche die Verheißungen der Bibel, dass Gott die Tränen abwischt – auch die des Säuglings, der an Hunger stirbt, oder der Frau, die von einer Bombe zerfetzt wird. Dass es ein unzerstörbares Leben gibt, das unser irdisches weit überschreitet.

Diese biblischen Jenseitsverheißungen sind ein Grund meines „Dennoch-Vertrauens" in Gott – beim Sterben meiner Tochter und auch jetzt. Trotzdem nehme ich mir die Freiheit, heute bei unserem morgendlichen Gebet ganz diesseitig darum zu bitten, dass ich diesen Krebs nachhaltig überstehe und mir noch ein paar gute diesseitige Jahre geschenkt werden.

Auch wenn Gott Ihr Beten für die Tochter nicht erhört hat?

Anne Schneider: Ja. Denn ich bete mit der Gewissheit, dass Gott mich hört, selbst wenn er meine Bitte nicht erhört. Vor allem bete ich nicht mit der Überzeugung, dass die Erhörung des Gebetes eine Belohnung ist für guten und richtigen Glauben. Darum mag ich die biblischen Heilungsgeschichten nicht, wo Jesus sagt: „Dein Glaube hat dir geholfen."

Die Vorstellung, wenn ich nur richtig glaube, werde ich den Krebs überstehen, ist furchtbar. Ich glaube nicht an einen Gott, der Heilung von Glaubensleistungen abhängig macht. Ich hätte Meikes Sterben nicht durchstehen mögen ohne Gott. Aber auch nicht ohne Nikolaus und ohne die vielen lieben Menschen, die mir zur Seite standen.

Wir müssen mit dem Paradox leben und glauben, dass wir auf Gottes Macht und auf seine Liebe hoffen. Dass Gott aber seine Macht nicht gebraucht, um menschliches Leid zu verhindern.

Es geschieht so viel Schlimmes mit Menschen, durch Menschen und für Menschen, dass man sich manchmal einen Gott wünschen würde, der den Himmel aufreißt und dazwischenfunkt. Dass er das nicht tut, können wir oft nur sehr schwer mit seiner Menschenliebe in Einklang bringen. Da bleiben Fragen offen, für Nikolaus und mich etwa im Blick auf Meikes Tod.

In Ihrem Wohnzimmer steht ein Bild Ihrer verstorbenen Tochter.
Macht Ihnen ihr Schicksal jetzt Angst?

Anne Schneider: Nein, es macht mir und meinem Mann keine Angst. Das Bild erinnert uns an die Bereicherung unseres Lebens durch Meike. Und auch an die intensive Zeit, die wir zusammen mit unserer Tochter nach ihrer Diagnose „Leukämie" noch erleben konnten. Ich möchte diese zwei Jahre mit meiner Tochter nie missen. Das war jetzt auch ein Argument für uns, möglichst viel Zeit zusammen zu haben und zu gestalten.

Ich denke, das ist die beste Sterbehilfe, die Menschen einander geben können, dass sie einander die Gewissheit vermitteln: Unser Zusammensein schenkt uns erfüllte Lebenszeit, gerade auch angesichts des Todes. Dieses „Sterbeglück" wünsche ich mir auf meinem Weg zum Sterben und vor allem dann, wenn mein Sterben ansteht.

Wir brauchen keine Sterbehelfer – schon gar keine organisierten

Prof. Dr. Frank Ulrich Montgomery,
Präsident der Bundesärztekammer

Der Deutsche Ärztetag hat 2011 mit großer Mehrheit entschieden, dass es Ärztinnen und Ärzten berufsrechtlich verboten sein soll, Beihilfe zur Selbsttötung ihrer Patienten zu leisten. Dieses berufsrechtliche Verbot geht über das allgemeine Strafrecht hinaus, das die Assistenz beim Suizid grundsätzlich nicht unter Strafe stellt. Diesem Beschluss ging eine jahrelange, leidenschaftliche Debatte voraus, die auch davon geprägt war, dass sich sehr wohl etwa 37% der in einer Umfrage[*] befragten Ärztinnen und Ärzte eine Beteiligung am Suizid ihrer Patienten vorstellen konnte. Interessanterweise waren es aber eher Arztgruppen, die dem Problem ferner waren, die seltener mit der Frage konfrontiert wurden, die sich für die Suizidassistenz aussprachen. Gerade unter den Altersmedizinern, den Krebsärzten und den Palliativmedizinern war die Zustimmung zur Suizidbeteiligung ausgesprochen niedrig.

Wir Ärzte sind in der nachfolgenden öffentlichen Debatte der Hartherzigkeit und der Anmaßung bezichtigt worden – dies

---

[*] Institut für Demoskopie Allensbach, IfD-Umfrage 5265, August 2009

mag der Emotionalität der Debatte geschuldet gewesen sein –
beide Vorwürfe gehen jedoch fehl. Ärztinnen und Ärzte wissen,
dass das Sterben unabänderlich Teil des Lebens und der Tod die
natürliche Konsequenz allen Daseins auf dieser Erde ist. Es gehört daher zur Würde des Menschen, sein Leben zu Ende zu
leben. Das schließt das Recht auf den Freitod mit ein – nicht
aber die Teilnahme anderer, die eine besondere Garantenstellung gegenüber dem Leben haben.

Das Problem ist so alt, wie die Medizin …

Hippokrates wird den Satz *„Auch werde ich niemandem ein tödliches Gift geben, auch nicht, wenn ich darum gebeten werde…"**
nicht ohne Grund in seinen Eid, der ja eher einem Leitbild der
Berufsausübung der Ärzte entspricht, aufgenommen haben. In
der heutigen Berufsordnung der Ärzte klingt das dann so: *„Aufgabe des Arztes ist es, das Leben zu erhalten, die Gesundheit zu
schützen und wiederherzustellen, Leiden zu lindern, Sterbenden
Beistand zu leisten und an der Erhaltung der natürlichen Lebens-
grundlagen im Hinblick auf ihre Bedeutung für die Gesundheit der
Menschen mitzuwirken"***.

„Leben zu erhalten" und „Sterbenden Beistand zu leisten"
sind die Schlüsselbegriffe, die gleichrangig im § 1 Abs. 2 der Berufsordnung die Pflichten des Arztes definieren. Die Rolle des

---

* Charles Lichtenthaeler: *Der Eid des Hippokrates*. DÄV- GmbH, Köln 1984
** Berufsordnung der Hamburger Ärztinnen und Ärzte

Arztes gegenüber seinem Patienten ist also geprägt von dessen Garantenstellung gegenüber dem Leben des Patienten und seiner Verpflichtung zum Beistand. Dieser aber drückt sich nicht aus durch die Beihilfe zum schnellen Sterben, sondern durch die Hilfe beim Sterben. Deswegen treten Ärzte so vehement für eine Verbesserung der Schmerztherapie, der Palliativmedizin und eine Unterstützung der Hospize in Deutschland ein – hier haben wir Nachholbedarf, nicht nur finanziell, auch in der Fort- und Weiterbildung der Ärztinnen und Ärzte.

Als Arzt gehen, als Freund wiederkommen ...

Wir haben uns die Debatte nicht leicht gemacht. Angenommen, Patient und Arzt wären durch eine langjährige, gemeinsam erlebte und durchlittene Krankengeschichte eng verbunden, könnte der Arzt dann nicht – virtuell gesprochen – als Arzt den Raum verlassen und als Freund mit dem lebensbeendenden Trank wiederkommen? Diese Betrachtung lässt außer Acht, dass Arztsein nicht auf die berufliche Tätigkeit als Arzt bzw. auf ein Angestelltenverhältnis reduziert werden kann. Arztsein verlangt vielmehr auch Haltung – und zwar immer. Sie drückt sich aus in dem besonderen Status und in den Rechten und Pflichten, die wir Ärzte haben – und dazu gehört eben die Verpflichtung, Leben zu erhalten.

Ärztliche Qualität, Haftung und Gebührenordnung in der Selbstmordhilfe?

Würde man dem Gedanken folgen, dass der Arzt Assistenz beim Suizid leisten können sollte, träten eine Reihe von schwerwiegenden Fragen auf, die nicht ethisch konfliktfrei zu lösen sind. Zum einen sind Ärzte verpflichtet ihren Beruf nach dem Stande der Wissenschaft, von der Fachlichkeit und der Qualität her auf hohem Niveau auszuüben. Welcher Arzt würde da einen zu trinkenden Giftcocktail anwenden? Sosehr ich mich scheue, diesen Gedanken anzusprechen, so wichtig ist doch festzuhalten, dass das von organisiert auftretenden Organisationen angewendete Tötungsrezept eher dem archaischen Giftbecher des Sokrates entspricht als einer modernen, wissenschaftlich geprägten Medizin. Wir müssten schon aus dem Gedanken der Humanität heraus also andere, eher über Infusionen und Spritzen vermittelte Tötungspraktiken anwenden. Hier aber würde sich endgültig das Konstrukt von der Tatherrschaft verwischen, die beim Suizid ausschließlich beim Suizidenten liegen muss. Wir wären bei der „Tötung auf Verlangen" angekommen, einer in Deutschland strafrechtlich klar verbotenen Handlung.* Auch aktive Euthanasie wäre hiervon nicht mehr abzugrenzen.

Am Rande sei erwähnt, dass diese Verfahren dann auch Gegenstand ärztlicher Qualitätssicherung, Haftpflichtversicherung und (horribile dictu) der ärztlichen Gebührenordnung sein müssten. Wollen wir das wirklich? Müssen wir daher nicht

---

* § 216 StGB

Ethikern widersprechen, die wie Urban Wiesing fordern: *„Das ist der beste Schutz vor unkontrollierten Selbstmorden. Der Patient vertraut sich seinem Arzt an und bekommt dort den fachlichen Rat. Das ist viel besser, als wenn er in seiner Verzweiflung andere Wege zum Selbstmord sucht"**? Die Idee des qualitätsgesicherten, klinisch „sauber" durchgeführten Selbstmordes ist von der Euthanasie nicht mehr zu trennen und einer humanen Medizin fremd.

Wir sind verpflichtet, Alternativen anzubieten ...

Gleichwohl müssen wir festhalten, dass bei den Menschen große Ängste vor dem Tod und Vorbehalte gegenüber den Leistungen der Medizin am Ende des Lebens bestehen. Wir Ärzte müssen uns oft damit auseinandersetzen, dass, je weiter der Zeitpunkt des Todes noch entfernt ist, umso radikaler „klare, terminale Lösungen" eingefordert werden. Unsere Gesellschaft sieht in „humaner Sterbehilfe" einen Freiheitsgrad zur Selbstentscheidung und -verwirklichung. Man reklamiert für sich das Recht – ob man es in der konkreten Situation wahrmacht, steht auf einem ganz anderen Blatt. Dies deckt sich mit der Erfahrung vieler Ärzte, dass, wenn der Tod näherkommt, viele Menschen dankbar auf praktische Angebote der Sterbebegleitung reagieren und die zuvor intensiv geäußerten Tötungswünsche negieren.

Die Ärzteschaft setzt daher seit Jahren auf einen konsequenten Ausbau der in Deutschland viele Jahre zu spät etablierten

---

* Hannoversche Allgemeine, 16. Juli 2014, Sterben als Geschäft?

Schmerztherapie und vor allem den Aufbau moderner palliativ-medizinischer Versorgung. Hier ist mit den speziellen ambulanten Versorgungsmodellen wie auch mit neuen Palliativeinrichtungen im stationären Bereich viel erreicht worden.

Aber auch im Bewusstsein der Ärzte wie in den Angeboten moderner Pharmakotherapie hat sich hier vieles und Positives getan. So ist die „palliative Sedierung" heute in klarer Abgrenzung zur Euthanasie oder der Tötung auf Verlangen ein etabliertes und medizinisch-wissenschaftlich gut beschriebenes Verfahren, das in Palliativstationen und Intensivstationen längst Eingang gefunden hat. Auch wir Ärzte haben hier viel dazugelernt. Die Sorge vor der Inkaufnahme des Todes durch überhohe Dosierung starker Schmerz- und Beruhigungsmittel ist hinter den Erfolg des Verfahrens zurückgetreten.

Warum dann nicht im Strafrecht den Ärzten klar verbieten?

Die Durchsetzungsfähigkeit des allgemeinen Strafrechts ist mit Sicherheit höher einzuschätzen als die des ärztlichen Berufsrechts. Warum fordert die Ärzteschaft also nicht konsequenterweise ein Verbot für Ärzte, sich am Suizid zu beteiligen im allgemeinen Strafrecht?

Diese schwierigen Fragen löst man nicht durch Strafandrohung, staatsanwaltschaftliche Ermittlungen in allen Verdachtsfällen und rechtliche Interventionen wären die Folge. Insbesondere im Bereich der Palliativmedizin und der Intensivtherapie entstünden alte Ängste neu. Der gerade begonnene Fortschritt in effektiver Schmerztherapie und palliativer Sedierung wäre gefährdet, wenn sich Ärztinnen und Ärzte bei jeder Handlung mit strafrechtlichem Rechtfertigungsdruck konfrontiert sähen, das Unterlassen einer Handlung dahingegen risikoärmer wäre.

Wir brauchen keine Sterbehelfer – schon gar keine organisierten …

Deutschland hat ein gut strukturiertes, wenn auch noch ausbaufähiges System professioneller und kompetenter Sterbebegleitung. Menschen, deren Todeswunsch übermächtig wird, sind oft eher in einer psychischen als somatischen Notlage. Sie sind des Lebens überdrüssig. Die Verlockungen eines leichten „Exits" aus dem Leben werden in dieser Situation durch professionelle und geschäftsmäßig organisierte Sterbehelfer leider verstärkt. Diese bieten ein schnelles Ende an, statt echter, menschlicher Hilfe.

Zur Würde des Menschen und zum Leben gehört ein würdiges Sterben. Wir Ärzte setzen auf Sterbebegleitung und nicht auf Sterbehilfe.

In den Debatten um die Begleitung von Menschen am Lebensende werden die verschiedenen Begriffe immer wieder missverständlich verwendet. Die wichtigsten sechs werden hier erläutert:

Aktive Sterbehilfe
besser; **„Tötung auf Verlangen"**
Tötung eines anderen, der dies ausdrücklich will.

Beispiel: Ein Arzt spritzt einem schwer kranken Patienten ein tödliches Gift. In Deutschland verboten, in den Beneluxstaaten erlaubt („Euthanasie").

Passive Sterbehilfe
besser: **„Sterben zulassen"**
Nicht-Beginnen oder Beenden einer lebenserhaltenden Behandlung, sodass der Patient an den Folgen seiner Erkrankung bzw. Verletzung stirbt.

Beispiel: Abschalten einer künstlichen Beatmung oder Entfernen einer Magensonde – bei Bedarf begleitet durch Medikamente, sodass der Betreffende nicht leidet.

Wenn der Verzicht auf die Behandlung dem Willen des Patienten entspricht, ist zwingend geboten, das Sterben zuzulassen.

Indirekte Sterbehilfe

besser: „Therapien am Lebensende"

Behandlung oder Gabe von Medikamenten zur Linderung von Symptomen, wobei als unerwünschte Nebenwirkung der Patient früher sterben könnte.

Beispiel: Alle Medikamentengaben gegen belastende Beschwerden, jede Operation bei schwachen Patienten, sogar Absaugen von Schleim bei Atemnot können u. U. zu einem vorzeitigen Versterben führen. Der Tod ist dabei NIE das Ziel der Behandlung, sondern immer nur unerwünschte Nebenwirkung.

Assistierter Suizid

besser: „Beihilfe zur Selbsttötung"

Der Patient tötet sich selbst, bekommt dabei aber Hilfe.

Beispiel: Dem Patienten wird ein Becher mit einem todbringenden Gift gereicht, den er selber trinkt.

Da die Selbsttötung in Deutschland straffrei ist, ist es auch die Beihilfe dazu.

Ärzte schränkt teilweise ihr Standesrecht dabei ein, eine solche Beihilfe zu leisten.

Palliative Sedierung

Gabe beruhigender, teils sehr starker Medikamente, die das Bewusstsein eines Patienten so weit dämpfen, dass er nicht z. B. an

Atemnot, Schmerzen, Übelkeit oder Ängsten leidet, sondern ausreichend tief schläft. Er kann dabei auch in den Tod hineinschlafen.

Sterbebegleitung

Als Beistand im Sterben

z. B. durch Leiden lindern, Handhalten, wohltuende Nähe…

– Sie ist immer geboten.

Quelle: Deutscher Evangelischer Kirchentag, Stuttgart, Juni 2015
Thementag „Leiden", Konzipiert und durchgeführt unter der Leitung von Michael Bremss und Thomas Sitte.

Hermann Gröhe
Jahrgang 1961. Studium der Rechtswissenschaften. Seit 1994 Mitglied des Deutschen Bundestages. 2009 bis 2013 Generalsekretär der CDU Deutschlands, seit Dezember 2013 Bundesminister für Gesundheit. 1997 bis 2009 Mitglied des Rates der Evangelischen Kirche in Deutschland (EKD). Verheiratet, vier Kinder. www.hermann-groehe.de

Anne und Nikolaus Schneider
Seit mehr als 40 Jahren sind die beiden miteinander verheiratet, sie haben drei Töchter und drei Enkelkinder. Die dritte und jüngste Tochter, Meike, starb 2005 im Alter von 22 Jahren an Leukämie. Der Theologe Präses Dr. h.c. Nikolaus Schneider war von 2010 bis 2014 EKD-Ratsvorsitzender und von 2003 bis 2013 Präses der Evangelischen Kirche im Rheinland. Anne Schneider hat ebenfalls Theologie studiert und lange als Religionslehrerin gearbeitet.

Evelyn Finger
Jahrgang 1971, studierte Germanistik und Anglistik. Seit 2001 arbeitet sie für die Wochenzeitung „DIE ZEIT". Von 2004 bis März 2010 war sie Redakteurin im Feuilleton. Seit April 2010 leitet sie das Ressort „Glauben und Zweifeln".

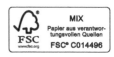

Verlagsgruppe Random House FSC® N001967
Das für dieses Buch verwendete FSC®-zertifizierte Papier
Munken Premium Cream liefert Arctic Paper Munkedals AB, Schweden.

1. Auflage Juli 2015
Bestell-Nr. 835069
ISBN 978-3-86334-069-8

Umschlaggestaltung: Gute Botschafter GmbH, Haltern am See
Satz: Uhl + Massopust, Aalen
Druck: GGP Media GmbH, Pößneck
Printed in Germany